Anselm Grün · Hsin-Ju Wu

Die Benediktsregel im Licht der Tiefenpsychologie

ANSELM GRÜN
HSIN-JU WU

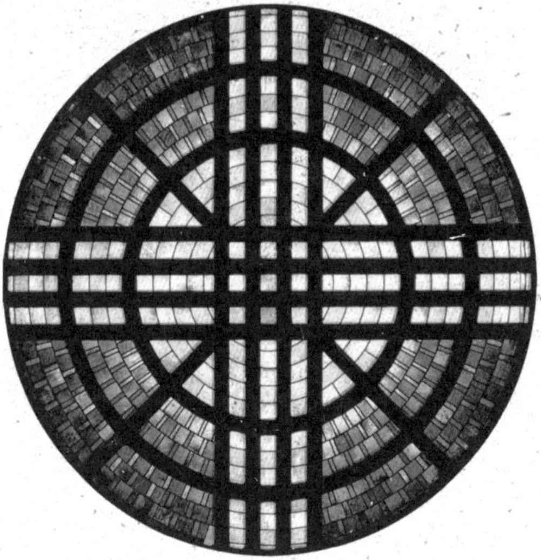

Die Benediktsregel im Licht der Tiefenpsychologie

PATMOS VIER TÜRME

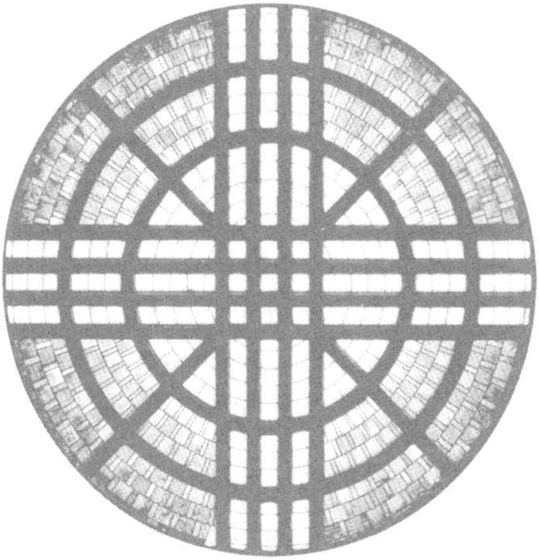

Inhalt

Einleitung

Für manche klingt es wohl etwas fremd, wenn wir beide – Frau Dr. Hsin-Ju Wu und Pater Anselm Grün – ein Buch über die Betrachtung der benediktinischen Spiritualität im Licht der Tiefenpsychologie von C. G. Jung schreiben. Der Anstoß zu diesem Buch kam von Hsin-Ju, die in der Verbindung von Tiefenpsychologie und benediktinischer Spiritualität einen neuen Weg entdeckt hat, in Taiwan in Kursen über Spiritualität im Alter so zu sprechen, dass die Menschen – auch die Nichtchristen – davon berührt werden und darin eine Hilfe für ihr Leben entdecken können. Ihre Erfahrungen in Taiwan und den gemeinsamen Kursen, die wir in Deutschland geben, haben uns dazu angeregt, systematischer über die Verbindung zwischen Tiefenpsychologie und benediktinischer Spiritualität nachzudenken und zu schreiben. So ist dieses Buch aus vielen gemeinsamen Gesprächen entstanden, in die Hsin-Ju wesentliche Gedanken eingebracht hat.

Hsin-Ju hat sich in den letzten Jahren immer mehr in die benediktinische Spiritualität vertieft und versucht heute, diese spirituelle Tradition auch in die reformierte Kirche in Taiwan, die Presbyterianische Kirche, hineinzubringen. Denn sie glaubt, dass diese Spiritualität der tiefsten Sehnsucht asiatischer Christen entspricht. Für sie als Geisteswissenschaftlerin ist es ein zentrales Anliegen, wie wir Spiritualität, die oft nur in abstrakter Form zur Sprache kommt, konkret im Alltag verwirklichen können. In den letzten Jahren hat sie sich auch intensiv mit der Tiefenpsychologie C. G. Jungs auseinandergesetzt. Das hat ihr geholfen, die unbewussten Hindernisse auf unserem spirituellen Weg zu erkennen.

Viele möchten diesen spirituellen Weg beschreiten. Aber sie überspringen, was es dazu an Voraussetzungen in ihrer Seele braucht. Die Folge ist, dass ihr Weg oft statt von Freiheit, von moralischen Forderungen geprägt ist – und sie mit der Erfüllung dieser Forderungen völlig überfordert sind. Denn wenn man die unbewussten Tendenzen seiner Seele nicht erkennt und sich mit ihnen aussöhnt, kann der Weg nicht gelingen.

In unseren gemeinsamen Gesprächen war es uns immer ein Anliegen, wie wir spirituelle Leitgedanken wie das Annehmen und das Loslassen konkret verwirklichen können. Aber was heißt das konkret? Es geht nicht nur darum, Emotionen und Leidenschaften anzunehmen, sondern auch die Kräfte, die im Unbewussten in uns wirken. Heilsam wird Spiritualität nur dann, wenn wir auch die unbewussten Kräfte in uns respektieren. Die Tiefenpsychologie C. G. Jungs stellt eine gute Methode dar, sich selbst ehrlich zu erkennen. Sie verwirklicht das, was Benedikt von Nursia in seiner Regel als »Demut« beschreibt, als Mut, hinabzusteigen in die Tiefen des Unbewussten, damit alles in uns verwandelt wird.

Die Auseinandersetzung mit C. G. Jung hat uns als Autoren einen neuen Blick auf die benediktinische Spiritualität eröffnet. Und sie hat uns dabei geholfen, die spirituellen Ziele, die uns Benedikt vor Augen führt, besser zu verstehen und leichter zu erreichen. Spannend war für uns auch die Erkenntnis, dass sowohl in der Tiefenpsychologie C. G. Jungs wie auch in der Spiritualität und den Lehren der Wüstenväter die ehrliche Selbsterkenntnis im Zentrum steht. Den frühen Mönchen galt sie sogar als die Voraussetzung wirklicher Gotteserkenntnis und Gottesbegegnung. Umgekehrt kann der von ihrer Spiritualität geprägte Blick auf die Psychologie ihr vielleicht so etwas wie einen transzendenten Flügel verleihen.

Dabei geht es uns nicht darum, die benediktinische Spiritualität auf die psychologische Ebene zu reduzieren. Vielmehr ist es unser Anliegen, die therapeutische Dimension und die Weisheit des benediktinischen Weges aufzuzeigen. Es geht Benedikt um den Weg zu Gott, auf dem der Mönch immer mehr vom Geist Jesu durchdrungen und mit Gott eins wird. Doch das ist gleichzeitig immer auch ein Weg zum echten Menschsein, zum wahren Selbst. Jung geht es in seinem Ansatz um die Ganzwerdung des Menschen, um den Weg der Individuation, auf dem der Mensch zu seiner Mitte, zu seinem Selbst gelangt. Der spirituelle Weg versteht unter dem Selbst das einmalige und unverfälschte und ursprüngliche Bild, das Gott sich von jedem von uns gemacht hat. Wir unterscheiden daher zwischen dem Selbst als Zentrum der Ganzheit bei C. G. Jung und dem wahren Selbst, wie es die Mönchstradition als das Ebenbild Gottes beschreibt.

In den gemeinsamen Gesprächen ist uns immer deutlicher geworden, wie wir die Beziehung zwischen Psychologie und Spiritualität beschreiben können. Wesentlich sind dabei drei Punkte:

1 Die Psychologie ist ein Instrument, das uns hilft, uns selbst genau zu erkennen, indem wir auch die eigenen Schattenseiten wahrnehmen, die Mechanismen, die uns daran hindern, wir selbst zu werden und zu sein. Die Wüstenväter wussten: Es gibt keine Gottesbegegnung ohne ehrliche Selbstbegegnung. Die Psychologie hilft uns also dabei, ehrlich Gott zu begegnen.

2 Die Psychologie ist die kritische Instanz, die uns ein Gefühl dafür gibt, ob Spiritualität gesund oder krank macht. Immer dort, wo Spiritualität die dunklen Seiten des Menschen überspringt, verdunkelt sie auch das Gottesbild. Und dort, wo Spiritualität von Verteufelung anderer Glaubens- oder Denkrichtungen und von Ablehnung der Sexualität geprägt ist, macht sie Menschen krank. Die Ursache ist nicht nur ein falsches Gottesbild, sondern vor allem eine Verneinung der menschlichen Realität.

3 Die Psychologie beschreibt die Wirkung, die Gott in uns hervorruft, wenn wir an ihn glauben. Sie spricht nicht selbst von Gott, sondern von dem, was er in der menschlichen Seele bewirkt. C. G. Jung lehnte die Idee eines Gottes nicht ab, ganz im Gegenteil: Er rechnete mit ihm, der in der menschlichen Seele durch Träume

und durch die archetypischen Bilder wirkt. Die Psychologie beschränkt sich dabei jedoch auf das, was sie in der menschlichen Seele beobachten kann. Die Wirkungen Gottes führen zur Ganzwerdung des Menschen. Vor einigen Jahren war in der Psychologie häufig von »ekklesiogenen Neurosen« die Rede, die gerade fromme Menschen heimsuchen. Daran wird deutlich, dass bei solchen Krankheitsbildern ein negatives Gottesbild die Ursache ist. Die Psychologie kann also nichts über Gott selbst sagen, aber über die Gottesbilder, mit denen Menschen leben, und inwieweit sie gesund machen und zum wahren Selbst führen beziehungsweise den Menschen spalten, überfordern, krank machen, ihm Angst einjagen.

Dass wir die benediktinische Spiritualität mit der Psychologie von C. G. Jung verbinden, hat verschiedene geschichtliche Gründe. Als ich, Pater Anselm, 1968 Theologie studierte, war ich eher so etwas wie eine Ausnahme. Denn in der Studentenbewegung dieser Zeit stand neben einigen anderen das Thema im Zentrum, Religion infrage zu stellen. Man argumentierte mit den Begriffen von Sigmund Freud, dass Religion eine Neurose sei, ein Selbstbetrug oder eine Projektion unserer infantilen Wünsche auf Gott. Die Beschäftigung mit C. G. Jung hat mir als Mönch gezeigt, dass die Botschaft Jesu auch psychologisch betrachtet voller Weisheit steckt und heilsame Wirkung auf den Menschen hat. Zudem wurde mir noch einmal auf andere Weise deutlich, dass die christlichen Bilder und Symbole der Weisheit der Seele entsprechen. Es sind keine erfundenen Bilder, die mit dem Menschen von heute nichts zu tun haben. Vielmehr sind es archetypische Bilder, die den Menschen zu seinem Selbst, in seine Mitte führen möchten. Die Bilder stecken voller Energie. Sie helfen uns, uns für Gott zu öffnen und uns von Gott verwandeln zu lassen.

So konnte ich auch die Dogmen der Kirche noch einmal aus einer ganz neuen Perspektive betrachten. Das befreite mich von dem Zwang, ich müsste die oft unverständlichen Begriffe der Theologie einfach nachbeten. Ich hatte den Mut, die Dogmen als einen Weg zum Geheimnis Gottes zu verstehen. Es geht in diesen Glaubensaussagen nicht darum, genau zu definieren, wer Gott und wer der Mensch ist, aber sie halten das Geheimnis Gottes und des Menschen offen. Und letztlich sind Dogmen archetypische Bilder, die eine therapeutische Wirkung auf uns ausüben, indem sie uns das unserem Wesen entsprechende Bild vom Menschen ausdrücken. C. G. Jung nennt das Dogma und die Rituale »Methoden geistiger Hygiene« (Jung, GW 11 § 76). Er schreibt: »Das Dogma drückt die Seele vollständiger aus als eine wissenschaftliche Theorie, denn die Letztere formuliert lediglich das Bewusstsein. Überdies kann eine Theorie nichts weiter als etwas Lebendiges durch abstrakte Begriffe darstellen. Das Dogma dagegen drückt den lebendigen Prozess des Unbewussten passend aus in der Form des Dramas von Sünde, Buße, Opfer und Erlösung« (Jung, GW 11 § 83).

Jung gilt zudem als ein Vertreter der transpersonalen Psychologie, wie sie Abraham Maslow entwickelt hat. Ein wesentlicher Punkt dieses Ansatzes ist, dass die sogenannten Metabedürfnisse – das Bedürfnis nach Schönheit, nach Einheit mit sich selbst und mit Gott, nach Selbsttranszendenz – genauso wesentlich zum Menschen gehören wie die sexuellen Bedürfnisse, auf die Sigmund Freud fixiert schien. Die Psychologie wird dem Menschen nicht gerecht, wenn sie nicht seine spirituellen Bedürfnisse und seine spirituelle Sehnsucht ernst nimmt.

Noch einmal: Es ging uns als Autoren nicht darum, die Spiritualität auf Psychologie zu reduzieren, sondern durch die Brille der Psychologie auf die Spiritualität zu schauen und in ihr einen heilsamen Weg für uns Menschen zu entdecken. Das hat uns den Mut geschenkt, die biblischen Erzählungen und Gleichnisse tiefenpsychologisch auszulegen und in ihnen die Weisheit Jesu und die heilende Wirkung seiner Worte und seines Handelns zu entdecken. Auch die tiefenpsychologische Auslegung will die Bibel nicht auf reine Psychologie reduzieren, sondern dabei unterstützen, die heilende Wirkung der biblischen Worte und Geschichten zu erfahren. Benedikt empfiehlt seinen Mönchen zu diesem Zweck die sogenannte *lectio divina*. Dabei geht es darum, die Worte der Bibel so in uns eindringen zu lassen, dass sie uns zu einer neuen Selbsterfahrung führen. Und das ist letztlich auch das Ziel der tiefenpsychologischen Schriftauslegung. Sie will uns dabei unterstützen, dass uns Jesus selbst in seinen Worten berühren und verwandeln kann.

Als ich Ende der Siebzigerjahre studierte, wurde die psychologische Sicht auf Glaubensdinge von vielen Theologen abgelehnt. Der Grund dieser Ablehnung war oft die Angst, die eigene Seele genauer anzuschauen. Manche Theologen meinten, sie könnten durch rein rationale Überlegungen Gott erkennen und rein rational das eigene Verhalten ändern. Doch es braucht den Mut, der eigenen Wahrheit ins Gesicht zu schauen und diese Wahrheit dann Gott hinzuhalten.

Durch die Beschäftigung mit der Psychologie wurde unsere Spiritualität ehrlicher. Wir bekamen den Mut, auch unsere Schattenseiten anzuschauen und sie im Gebet Gott hinzuhalten, damit Gottes Geist und Liebe sie erhellt und verwandelt. Unser Gebet war dann nicht mehr nur frommes Tun, sondern ehrliche Begegnung mit Gott, die uns in der Tiefe unserer Seele verwandelte. Unsere Spiritualität wurde also nicht auf reine Psychologie reduziert, sondern durch sie noch vertieft. Wir öffneten alles, was in uns auftauchte, für Gott, damit er wirklich in uns wohnen konnte, nicht nur in den wenigen Kammern, die wir ihm anbieten möchten, weil dort kein Müll herumliegt, wie Hsin-Ju das gerne bildhaft beschreibt. Wahre Spiritualität öffnet Gott gegenüber alle Kammern und auch die Kellerräume, in die wir alles Verdrängte hineingestopft haben. So kann Gott alles in uns verwandeln und den ganzen Leib mit seinem Geist durchdringen, damit er wirklich zum »Tempel Gottes« (1 Kor 6,19) wird. Dann ist das Wort des Apostels Paulus nicht nur ein frommer Satz, sondern entspricht unserer tiefsten Erfahrung. Dann wohnt Gott wirklich in allen Räumen unserer Seele und wir sind wirklich der Tempel Gottes.

Hsin-Ju machte in der presbyterianischen Kirche die Erfahrung, dass viele theologischen Gedanken zu wenig mit der psychischen Situation der Menschen zu tun hatten. Als sie die Verbindung der Gedanken von C. G. Jung und der benediktinischen Spiritualität entdeckte, sah sie darin einen guten Weg für ihre Kirche. Seither hat sie in vielen Vorträgen diese Gedanken weiterentwickelt, sodass Menschen in ihrer Heimat diese Verbindung ebenfalls verstehen und dankbar annehmen konnten. Unser gemeinsames Buch profitiert von beiden Erfahrungen: denen der Mönche und denen Hsin-Jus in Taiwan und Deutschland, wo wir in den letzten Jahren viele Kurse gemeinsam gehalten und immer wieder versucht haben, die Verbindung von Tiefenpsychologie und Spiritualität in die Praxis zu übersetzen.

Wir möchten zunächst die Verbindung zwischen der Tiefenpsychologie von C. G. Jung und der benediktinischen Spiritualität beschreiben und dann die Regel Benedikts tiefenpsychologisch auslegen, ähnlich der tiefenpsychologischen Auslegung der Bibel. Wir haben bewusst die Jungsche Tiefenpsychologie und keine anderen psychologischen Ansätze wie beispielsweise die von Sigmund Freud oder der Verhaltenstherapie gewählt, weil wir in den Betrachtungen Jungs viele Gemeinsamkeiten mit der benediktinischen Spiritualität entdecken. Sowohl der benediktinischen Spiritualität als auch der Tiefenpsychologie geht es um die Verwandlung des Menschen. Doch verwandelt werden kann nur, was wir anschauen und annehmen. Die Verwandlung gelingt letztlich nur dort, wo wir auch das Unbewusste als einen realen Teil unseres Menschseins erkennen und annehmen. Im Licht der Tiefenpsychologie wurde deutlich, dass die Forderungen, die Benedikt an die Mönche stellt, letztlich Anweisungen zum gelingenden Leben sind. Sie dürfen nicht moralisierend interpretiert werden, sondern als psychologische Wege zur Selbstwerdung und zur Einswerdung mit Gott.

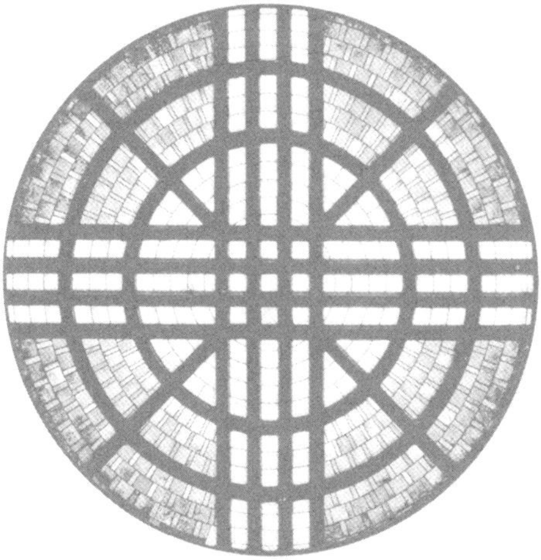

Kapitel I

Benediktinische Spiritualität

Die drei Ebenen der benediktinischen Spiritualität

In unseren Gesprächen fragte Hsin-Ju Wu immer wieder, welches System der benediktinischen Spiritualität zugrunde liege. Sie wollte genau wissen, wie man die vielen Aspekte der Regel in ein klares System bringen kann. Ehrlich gesagt war mir ein solches nicht bekannt und so hat sie im gemeinsamen Gespräch dann das System der drei Ebenen entwickelt. Diese sind: die mystische, die gemeinschaftliche und die weltliche Ebene. Auf allen dreien geht es darum, ganz Mensch zu werden. Die mystische Ebene zeigt uns, dass wir erst ganz zu uns selbst kommen, wenn wir Gott begegnen und mit ihm eins werden. Die Erfahrung der Gemeinschaft führt uns zu einer noch ehrlicheren Selbsterkenntnis. Denn die anderen decken unsere Schattenseiten auf. Auf der weltlichen Ebene erkennen wir, ob unsere Spiritualität wirklich stimmig ist. Für Benedikt ist gerade die Arbeit ein Test, ob wir im richtig verstandenen Sinn spirituell sind, das heißt, ob wir aus dem Ego oder aus dem Selbst heraus arbeiten, ob unsere Spiritualität Frucht bringt oder ob sie nur ein narzisstisches Kreisen um uns selbst ist.

Benediktinische Spiritualität hat also nicht nur mystische Aspekte, sondern auch kollektive und alltägliche. Sie erdet den Menschen und verbindet die mystische Dimension mit der konkreten Situation im Alltag eines Mönches, der in der Gemeinschaft lebt und seinen Lebensunterhalt durch seiner Hände Arbeit selbst verdienen muss.

Das Ziel benediktinischer Spiritualität ist das Einswerden mit Gott. Der mystische Theologe Dionysius Areopagita deutet um das Jahr 500 das griechische Wort *monachos* (Mönch) als eine Ableitung von *monas*, was »Einheit«, »Einssein« bedeutet. Dionysius versteht den Mönch als einen Menschen, der die Aufteilung in Mann und Frau und die Trennung zwischen Gott und Mensch überwunden und zur ursprünglichen Einheit zurückgefunden hat.

Doch das Einswerden mit Gott als Lebensziel der Mönche hat auch eine psychologische Seite. Evagrius Ponticus, einer der bekanntesten Wüstenväter, war der Ansicht, dass der Mönch erst dann mit Gott eins werden kann, wenn er seine eigene Seele mit ihren Leidenschaften kennengelernt hat und zur *apatheia* gelangt ist, zur inneren Freiheit von der Herrschaft der Leidenschaften. Die Selbsterkenntnis ist die Voraussetzung der Gotteserkenntnis. Die Begegnung mit der eigenen Wahrheit ist die Bedingung, mit Gott eins zu werden. Der Mensch muss also erst ganz er selbst werden, damit er mit Gott eins werden kann.

Drei Grundprinzipien benediktinischer Spiritualität

Für uns sind es vor allem drei Grundprinzipien, die alle drei Ebenen der benediktinischen Spiritualität prägen: das rechte Maß, die Demut und das weite Herz. Alle drei finden wir auch im System der Tiefenpsychologie nach C. G. Jung wieder. Für Benedikt ist die weise Mäßigung die Mutter aller Tugenden, die Bedingung dafür, dass unser Leben gelingt. Es geht ihm dabei einmal um das rechte Maß bei der Arbeit, aber auch in Bezug auf Essen und Trinken und im Umgang mit den eigenen Bedürfnissen. Und: in Bezug auf die eigenen Selbstbilder. Der Schweizer Psychiater Daniel Hell meint, Depressionen seien oft ein Hilfeschrei der menschlichen Seele gegenüber den maßlosen Selbstbildern, gegenüber der Ansicht, dass wir immer perfekt, erfolgreich, cool sein sollten. Es geht aber auch um das rechte Maß in der Spiritualität. Die frühen Mönche waren der Ansicht: Alles Übermaß ist von den »Dämonen«, womit die negativen Kräfte in uns selbst und in unserem Leben gemeint sind. Und nicht zuletzt geht es auch um das rechte Maß zwischen Einsamkeit und Gemeinschaft, zwischen Freiheit und Gehorsam.

Das zweite Prinzip, die Demut, meint den Mut, in die eigene Wirklichkeit, auch in das Schattenreich der eigenen Seele hinabzusteigen. Demut ist die Voraussetzung für eine gesunde Spiritualität. Der Mönch lernt sie aber vor allem im Miteinander. Benedikt ist der Ansicht, dass sie zudem für die Arbeit eine wichtige Rolle spielt. Er verlangt beispielsweise von den Mönchen, die als Handwerker tätig sind, dass sie demütig bleiben, sich ganz auf die Arbeit einlassen, anstatt damit Eindruck schinden zu wollen.

Das dritte Grundprinzip, das weite Herz, das Benedikt als Ziel des spirituellen Weges betrachtet, entspricht dem, was C. G. Jung von einem guten Arzt und Therapeuten verlangt: Wer als Therapeut in die Tiefen der menschlichen Seele geschaut hat, dem vergeht jedes Urteilen, der kann nur mit einem weiten Herzen versuchen, den anderen zu verstehen, anstatt ihn zu bewerten. Das weite Herz ist offen für jeden Menschen, auch für den, der einem unsympathisch ist. Denn – so meint Jung – er ist immer auch Spiegel für uns selbst.

Während der Wüstenvater Evagrius Ponticus den Weg zur Ganzwerdung und zum Einswerden mit Gott in religiöser Sprache beschreibt, entfaltet Jung den Weg zur Ganzwerdung in psychologischen Begriffen. Damit wir beides miteinander vergleichen können, möchten wir zunächst den Weg der Individuation, der Selbstwerdung, nachzeichnen, wie ihn C. G. Jung entfaltet hat. Dann werden wir versuchen, den spirituellen Weg, wie ihn die Mönchstradition seit Evagrius Ponticus beschreibt, auf dem Hintergrund der Jungschen Psychologie in einer neuen Sprache zu deuten.

Kapitel II

Der Weg der Individuation nach C. G. Jung

Bevor wir den Weg der Selbstwerdung nach C. G. Jung beschreiben, möchten wir ganz kurz auf die Grundzüge der Jungschen Psychologie eingehen. Im Zentrum von Jungs Theorie steht weniger die Vergangenheit einer Person, wie dies in der Freudschen Psychoanalyse der Fall ist, sondern es geht ihm um einen gelingenden Weg der Selbstwerdung oder Individuation, wie er es bezeichnet. Um diesen Weg wirklich verstehen zu können, ist es wichtig, einige zentrale Begriffe, die für seine Überlegungen wesentlich sind, vorab zu klären.

Persona ist ein solcher Begriff. Für Jung meint er das, was wir nach außen hin zeigen, die Rolle, die wir spielen, die Maske, die wir anderen zeigen. Jeder Mensch braucht eine gutsitzende Persona, denn sie bewahrt uns auch davor, verletzt zu werden. Wenn wir uns immer so zeigen würden, wie wir wirklich sind, könnte jeder sofort unser Innerstes erkennen. Die »dunkle Rückseite« der Persona ist, dass sie erstarren kann. Dann wird sie zu einem Panzer, hinter dem ich mich verstecke, und der mich unfähig macht, dem anderen wirklich zu begegnen.

Ein zweiter Begriff bei Jung ist das *Ich*. Das meint den bewussten Personkern, mit dessen Hilfe wir unsere Entscheidungen treffen. Das Ich ist gerade in der ersten Lebenshälfte von großer Bedeutung. Hier geht es darum, ein starkes Ich zu entwickeln.

Dann spricht Jung häufig vom *Schatten*. In den Schatten verdrängen wir all das an uns selbst, was wir lieber nicht anschauen wollen, beziehungsweise was mit unserem bewussten Selbstbild nicht übereinstimmt. Der Schatten ist sozusagen immer der »dunkle Gegenpol« zu den eigenen guten Eigenschaften oder den Gefühlen, die wir selbst als gut und wünschenswert betrachten. Der Schatten von Liebe ist also die Aggression, von Disziplin die Disziplinlosigkeit, von Vertrauen die Angst, vom Pflichtgefühl die Freiheit von allen Normen, vom Glauben der Zweifel. Je mehr eine dieser Seiten betont wird, desto mehr gerät die andere in den Schatten und wirkt sich von dort aus destruktiv auf den Menschen aus, indem man die verdrängte Eigenschaft oder das verdrängte Gefühl auf andere projiziert oder es ihn innerlich spaltet. Dann fehlt ein wichtiger Bereich der Seele in unserem Leben. Wir werden einseitig und eng. Oft drückt sich der Schatten auch in körperlichen Krankheiten oder Empfindlichkeiten aus. Um als Mensch mit sich eins sein zu können, ist es daher entscheidend, den Schatten anzunehmen.

Jung bezeichnet den Schatten auch als das persönliche Unbewusste. Er kennt aber auch das kollektive Unbewusste. Darin sind die Erfahrungen der ganzen Menschheit gespeichert. Das kollektive Unbewusste zeigt und äußert sich vor allem in Symbolen und in archetypischen Bildern. Die Jungsche Psychoanalytikerin und Psychotherapeutin Brigitte Dorst schreibt dazu: »Das kollektive Unbewusste reicht über das persönliche Unbewusste hinaus in tiefere Schichten des Unbewussten, die allen Menschen gemeinsam sind. Es enthält universale, unanschauliche psychische Faktoren, die allgemeine Erfahrungen der Menschheit widerspiegeln: die Archetypen« (Dorst 21). Archetypische Bilder sind psychische Urbilder, die im Unbewussten aller Menschen vorhanden sind. Sie haben immer auch eine zentrierende Wirkung, das heißt, sie bringen mich in Berührung mit meinem Selbst.

Ein letzter zentraler Begriff bei Jung ist der von *Anima* beziehungsweise *Animus*. Man kann sie als weibliche und männliche Seelenkräfte oder Seelenanteile beschreiben, die in jedem Menschen auf unterschiedliche Weise ausgeprägt und wirksam sind. Dazu weiter unten mehr.

Das Ziel der Selbstwerdung ist das Selbst. Brigitte Dorst schreibt dazu: »Das Selbst ist Umfang und Zentrum der Persönlichkeit und umfasst personale, kollektive und transpersonale Aspekte, bewusste und unbewusste psychische Inhalte« (Dorst 25). Das Selbst erlangt man nach Jung nur dann, wenn man dort hinein auch die religiösen Bilder integriert, wenn man also das Gottesbild in sich einbildet.

Relativierung der Persona

Der erste Schritt auf dem Weg der Selbstwerdung ist die Relativierung der Persona. Wir brauchen eine Persona, um uns gegenüber der Umwelt zu schützen. Ohne sie sind wir den Blicken der Menschen schutzlos ausgesetzt. Sie könnten alles in uns entdecken. Die Gefahr ist nur, dass die Persona zu einer undurchdringlichen Maske wird. Daher ist es unsere Aufgabe, sie zu relativieren, also gleichsam Löcher in die Maske zu bohren, damit wir als diese einmalige Person zum Vorschein kommen, die wir sind, sodass wirklich Kommunikation mit anderen Menschen möglich wird. Denn wenn ich mich hinter meiner Maske verstecke, werde ich anderen nicht wirklich begegnen können.

In den Schriften Jungs finden sich zwei Bilder für die Persona: einmal die Maske, die ich aufsetze, und dann die Rolle, die ich spiele. Wir alle spielen Rollen, aber wir dürfen uns nicht mit ihr identifizieren. Das meint: Wir spielen die Rolle, können sie aber auch wieder ablegen. Wenn beispielsweise ein Lehrer sich völlig identifiziert mit seiner Rolle, dann wird er auch zu Hause in der Familie diese Rolle ausleben. Dann ist er für seine Kinder nicht Vater, sondern noch immer der Lehrer. Und das tut weder ihm noch den Kindern gut.

Integration des Schattens

Ein entscheidender Weg für den Prozess der Selbstwerdung ist daher die Integration des Schattens. Doch ehe dies gelingen kann, ist es notwendig, den eigenen Schatten, die eigenen Schattenseiten zunächst überhaupt erst zu erkennen. Wir können ihnen auf die Schliche kommen, wenn wir uns selbst einmal im Alltag beobachten. Zum Beispiel dabei, was uns eher kaltlässt und was uns dagegen emotional sehr aufregt am Verhalten oder Denken anderer. Hermann Hesse meinte einmal, was nicht in uns sei, das würde uns auch nicht berühren. Häufig ist es nämlich so, dass wir uns über das aufregen, was wir an uns selbst verdrängt haben. Ein Indikator für unsere Schattenseiten kann zudem sein, wie und was wir über andere reden. Auch hier wird häufig deutlich, dass wir das, was wir an uns selbst verdrängen, in der Rede über andere zum Ausdruck bringen. Eine andere Quelle, wie wir unsere Schattenseiten entdecken können, sind unsere Träume. Immer, wenn uns im Traum etwas verfolgt – ob eine Person, ein Gefühl oder ein Tier –, können wir davon ausgehen, dass hier unser Schatten zu uns spricht. Der Traum möchte uns dann einladen, diese Schattenseite in uns zu entdecken und anzunehmen.

Schatten entstehen aber auch aus der eigenen Lebensgeschichte. Ein Phänomen, das man hier oft beobachten kann: Kinder leben die Schattenseiten ihrer Eltern. Eltern könnten also im Verhalten ihrer Kinder die eigenen Schattenseiten entdecken – und umgekehrt die Kinder an sich selbst die Schattenseiten ihrer Eltern, mit denen sie oft ihr Leben lang zu kämpfen haben. So stehen hinter einem liebevollen Verhalten der Eltern den Kindern gegenüber oft unbewusste Machtbedürfnisse. Eltern, die großen Wert auf Frömmigkeit und Glauben legen, verdrängen darin oft ihre eigenen Zweifel. Oder sie berufen sich in ihrem Verhalten den Kindern gegenüber auf die Autorität der Bibel und merken dabei nicht, dass sie damit ihr tyrannisches und rechthaberisches Verhalten rechtfertigen. Die Kinder spüren die Zwiespältigkeiten, in denen ihre Eltern stecken, und leben dann oft das Gegenteil von dem, was die Eltern von ihnen erwarten. Sie leben deren Schattenseiten aus. So lehnen sie beispielsweise den Glauben der Eltern ab, weil sie dahinter den Schatten des Unglaubens erkennen oder weil der Glaube ihnen nur als Maske erscheint, hinter der sich die Eltern verstecken.

Das gilt jedoch nicht nur für die Familie, es zeigt sich häufig auch in beruflichen Zusammenhängen. Die jüngere Generation einer Belegschaft zeigt dann oft die Schattenseiten der älteren auf. Die älteren Mitarbeiter ärgern sich zum Beispiel darüber, dass die Jüngeren so sehr auf ihren eigenen Bedürfnissen beharren, und machen damit deutlich, dass der Wunsch danach in den Älteren genauso vorhanden ist, sie diese Seite aber nie leben konnten, weil sie den eigenen und den gesellschaftlichen Erwartungen widersprochen haben. Auch im Kloster lässt sich Ähnliches beobachten: Es ist oft so, dass die Novizen die Schattenseiten des Novizenmeisters aufdecken und die jüngere Generation den Schatten der älteren Mitbrüder. Beispielsweise, wenn ältere Mitbrüder sich darüber aufregen, dass jüngere manchmal im Chorgebet fehlen. Denn sie haben die innere Freiheit gegenüber den Normen verdrängt. Wenn sie sich über die jüngeren Mitbrüder aufregen, zeigt das, dass sie unbewusst selbst den Wunsch haben, sich die Freiheit zu nehmen, nicht beim Chorgebet zu erscheinen.

Der erste wichtige Schritt auf dem Weg der Individuation, zur Selbstwerdung, ist die Arbeit mit dem eigenen Schatten – eine lebenslange Aufgabe, wie die Schweizer Psychoanalytikerin und Psychologieprofessorin Verena Kast meint: »Solange man mit Menschen zusammenlebt, haben wir Schatten. Wir haben alle Emotionen, auch die nicht so schönen. Es gibt aber Jungianer, die sagen: Ich habe jetzt meinen Schatten bearbeitet. Die fürchte ich! Ist man dem Schatten gegenüber nicht mehr aufmerksam, reagiert man schattenhaft, ohne es zu merken« (Kast, Interview in: Psychologie heute, April 2025, 22). Der Schatten wird immer wieder auftauchen, in immer neuen Zusammenhängen, denn auch das Leben bleibt ja nicht stehen, wir verändern uns durch die Jahre – und mit uns unser Schatten. Zur Konfrontation mit dem Schatten gehört es aber auch, dass wir das Helle und Lichte in uns entdecken. Jung schreibt: »Einen Menschen seinem Schatten gegenüberstellen heißt, ihm auch sein Lichtes zeigen [...] Wer zugleich seinen Schatten und sein Licht wahrnimmt, sieht sich von zwei Seiten und damit kommt er in die Mitte« (Jung, GW 11,674).

Wir sind also unser ganzes Leben lang damit beschäftigt, unsere Schattenseiten zu erkennen und uns damit auszusöhnen. Ob wir sie dann schon integriert haben, ist eine andere Frage. Das wird mir als Benediktiner immer wieder deutlich. Denn wir leben stets in Gemeinschaft – und daher begegnet uns in unseren Mitbrüdern auch ständig unser eigener Schatten. Anstatt über andere herzuziehen, sollten wir uns daher immer fragen, ob wir im anderen nicht unsere eigenen Schattenseiten erkennen. Die Wüstenväter waren der Ansicht: Der andere ist immer ein Spiegel für uns selbst. Anstatt über ihn zu urteilen, sollen wir ihn als jemanden akzeptieren, in dem wir unsere eigenen Schattenseiten sehen.

Auch Benedikt rechnet in seiner Regel damit, dass es ein lebenslanger Prozess ist, zu lernen, sich nicht über seine Mitbrüder aufzuregen und ständig über ihre Fehler und Schwächen zu reden, sondern stattdessen immer nach dem eigenen Schatten zu fragen, der sich in uns zu Wort meldet.

Hsin-Ju hat Ähnliches in der Familie und in der Arbeitswelt beobachtet. Sie ist daher vor allem von der Wahrhaftigkeit und der Alltagsnähe der benediktinischen Spiritualität fasziniert. Gerade bei Führungsseminaren ist ihr aufgegangen, dass die jungen Mitarbeiter, über die sich manche Führungskräfte beschweren, weil sie zu sehr auf das eigene gute Leben schauen, oft die Schattenseiten ihrer Kritiker aufdecken. Denn vor lauter Arbeit haben sie ihre Wünsche nach einem guten Leben verdrängt. Wenn wir die benediktinische Spiritualität nicht moralisierend und dogmatisierend interpretieren, sondern mithilfe der Tiefenpsychologie, dann wird der spirituelle Weg uns wirklich dabei helfen, zu unserem wahren Selbst zu finden. Die spirituellen Lehren bleiben dann nicht leere Worte, sondern sie werden zu Worten des Lebens, die zum wahren Leben führen.

Spannend in diesem Zusammenhang ist die Beobachtung, dass Benedikt in seiner Regel darauf verzichtet, das Ideal einer benediktinisch-klösterlichen Gemeinschaft zu entwerfen, wie es so viele andere zeitgenössische Ordensmenschen taten. Er beschreibt vielmehr das Leben in der Gemeinschaft als lebenslangen Prozess, sich selbst und seine Schattenseiten zu erkennen und daran zu arbeiten. Man kann dies daher eine »Spiritualität von unten« nennen. Wenn Spiritualität von oben, also von Idealen ausgeht, mit denen wir uns identifizieren, sind wir immer in Gefahr, die Schattenseiten, die diesen nicht entsprechen, in uns zu verdrängen und in den Schatten zu verbannen. Doch vom Schatten aus werden sie sich destruktiv auf uns selbst und die Gemeinschaft auswirken, denn dabei spielen nicht nur die Schattenseiten des Einzelnen, sondern auch einer Gemeinschaft eine Rolle. Wenn die Gemeinschaft sich etwa ausschließlich als »Haus der Liebe« versteht, in dem alles von dieser Liebe durchdrungen und daher kein Platz für Konflikte oder Gefühle wie Wut ist, werden alle Aggressionen verdrängt. Nicht selten zeigt sich diese Schattenseite dann in einem harten und oft kalten Umgang der Mitglieder einer Gemeinschaft miteinander und mit anderen. Wenn eine Gemeinschaft also ihre Ideale zu hochhält, entgeht ihr, dass recht banale und oft böse Gedanken somit verdrängt und heimlich dann doch ausgelebt werden. Ich habe es beispielsweise schon erlebt, dass in einem Kloster, in dem die Armut als hohes Ideal galt und gelebt wurde, plötzlich die Hälfte aller Mönche eine Sonderkost brauchten, die die Küche extra für sie zubereiten musste.

Auch in Familien und in der Gesellschaft können wir kollektive Schattenseiten erkennen, wenn man zum Beispiel in einer religiösen Familie andere verurteilt, die nicht dem eigenen Ideal entsprechend leben – und dabei nicht sieht, dass man gegen die Gebote verstößt, die man so hartnäckig verteidigt. Das gilt auch für bestimmte Formen christlicher Gemeinschaften, die ihre Spiritualität sehr euphorisch leben, dabei aber ständig vom Teufel reden, auf den sie ihre unbewussten Anteile projizieren. Sie spalten das eigene Böse von sich ab. Doch anstatt sich dem Bösen in der eigenen Seele zu stellen, sprechen sie dann von Besessenheit und weichen damit ihrer eigenen Wahrheit aus. Die Integration des Schattens würde bedeuten, nicht nur die spirituellen, sondern auch die rein weltlichen Seiten wahrzunehmen und miteinander zu verbinden.

Ein anderes Beispiel ist eine Gesellschaft, die stolz ist auf ihre wirtschaftlichen Erfolge, und dann jene, die dem Leistungsanspruch nicht gerecht werden, als Schwächlinge abtut.

Integration von Anima und Animus

Der nächste Schritt auf dem Weg der Individuation ist die Integration von Anima und Animus. Während C. G. Jung es schon für das »Gesellenstück« hält, den Schatten zu integrieren, sei »mit der anima auszukommen hingegen das Meisterstück, welches nicht viele zustande bringen« (Jung, Briefe III, 225).

Unter Anima und Animus versteht Jung, wie oben schon erwähnt, weibliche und männliche Seelenkräfte oder Seelenanteile, die in jedem Menschen wirken. Doch bevor hier weiter davon die Rede sein soll, ist eine Klärung der Begriffe notwendig. In der Weiterentwicklung der Jungschen Theorie wurde das Verständnis der Begriffe Anima und Animus erweitert. Heute begreift man sie als archetypische Seelenbilder, die sowohl im Mann als auch in der Frau angelegt sind. Zur Ganzwerdung des Menschen gehört es, beide Seelenbilder in sich zu verwirklichen (vgl. Lautenschlager 24).

Beide Seelenbilder haben für C. G. Jung immer konkret mit der Vater- und Muttererfahrung zu tun. Die Anima des Mannes entwickelt sich durch seine Erfahrung mit der Mutter, der Animus der Frau durch ihre Erfahrungen mit dem Vater. Allerdings sind die Erfahrungen des Vaters oder der Mutter selbst immer schon von eigenen Projektionen abhängig. Der Sohn erlebt die Mutter nicht nur so, wie sie ist. Er projiziert vielmehr sein im kollektiven Unbewussten vorhandenes Anima-Bild auf seine Mutter, die Tochter ihr unbewusstes Bild des Animus auf den Vater. Auf diese Weise sehen sie Vater und Mutter nicht objektiv, sondern immer durch die Brille ihrer unbewussten Anima- und Animus-Bilder. Diese sind zudem von der jeweiligen Kultur, in der man aufwächst, abhängig. So meint Jung, dass die Vorstellung, die jemand von seinem Vater hat, nie mit dem konkreten Vater übereinstimmt. Die Vorstellungen sind immer auch von den subjektiven Bildern beeinflusst, die der Sohn oder die Tochter in sich trägt. Die Vorstellung vom Vater »ist eine komplexe Größe, für die der wirkliche Vater nur zum Teil verantwortlich ist; ein unbestimmt großer Teil daran fällt dem Sohne zu« (Jung, GW 9/II § 37).

Für Jung sind Anima und Animus archetypische Bilder, die aus dem kollektiven Unbewussten stammen, und als er dieses Konzept entdeckte und entwickelte, war diese Erkenntnis für ihn wie für die Psychologie insgesamt Neuland. Daher stieß die Theorie auch auf einigen Widerstand. Doch für den Prozess der Individuation ist es notwendig, sich auf diese archetypischen Bilder einzulassen, weil von ihnen so viel Energie ausgeht. Wenn sie verdrängt werden, führt das zum ständigen Kampf um das Rechthaben zwischen den Geschlechtern.

Auf der Suche nach tieferen Wurzeln dieser archetypischen Bilder in der Geschichte der Menschheit, bringt Jung die Anima mit den griechischen Göttinnen in Beziehung: Eros, Aphrodite, Helena, Persephone und Artemis. Sie stellen verschiedene und sowohl positive wie negative Aspekte der Anima dar. Eros beispielsweise ist im Sinne Platons die Kraft der Verbindung und steht für die Fähigkeit, einen Raum der Geborgenheit und Heimat zu schaffen. Eine der positiven Funktionen der Anima ist, dass sie uns in die Weisheit des Unbewussten einführt, dass sie dem Mann eine tiefere Ahnung von den Dingen vermittelt. Sie kann für ihn »eine Quelle der Information über Dinge sein, für die der Mann keine Augen hat. Sie kann ihm Inspiration bedeuten; ihr dem männlichen oft überlegenes Ahnungsvermögen kann ihm nützliche Warnung geben, und ihr aufs Persönliche orientiertes Gefühl vermag ihm Wege zu zeigen, die seinem persönlich wenig bezogenen Gefühl unauffindbar wären« (Jung, GW 7 § 296).

Eine der eher negativen Seiten der Anima ist das Festhalten, das Vereinnahmen oder gar das Verschlingen des anderen, wie es im Bild des Uroborus, der selbstverschlingenden Schlange zum Ausdruck kommt. Wenn der Mann seine Anima nicht integriert oder sie gar leugnet, dann kommt dies unter anderem darin zum Ausdruck, dass er von seinen Gefühlen beherrscht wird, die er nicht unter Kontrolle hat und für die er sich selbst nicht verantwortlich fühlt, sondern für die er seine Mitmenschen verantwortlich macht. Aber der tiefere Grund dafür ist die Verdrängung oder Leugnung seiner Anima.

Auch für den Animus als archetypisches Bild gibt es Anknüpfungspunkte in der griechischen Mythologie, hier vor allem beim Gott Hermes. Hermes ist der Götterbote, der uns in tiefere Weisheit führt. Aber er ist auch der Trickser, der Betrüger, der nur auf seinen Vorteil aus ist. Und er gilt als der Gott der Magie. Männer, die sich anderen als eine Art Erlöser, Allwissender präsentieren, dem es in jeder Hinsicht und ohne eigene Meinung zu folgen gilt, verwirklichen diesen Hermes-Aspekt. Der Animus wird als kreativ und tatkräftig beschrieben, aber er kann auch herrschsüchtig und tyrannisch werden. Dass eine Frau diesen seelischen Anteil nicht integriert hat, zeigt sich dann beispielsweise im Vertreten von Meinungen, die ihr unumstößlich und nicht zu hinterfragen erscheinen. »Die Animusmeinungen haben sehr häufig den Charakter von soliden Überzeugungen, die nicht leicht zu erschüttern, oder von Prinzipien, die anscheinend unantastbar gültig sind« (Jung, GW 7,§ 331).

Männer und Frauen, die Anima beziehungsweise Animus nicht integriert haben, projizieren dann oft diese männlichen oder weiblichen Anteile auf konkrete Männer und Frauen. Eine taiwanische Professorin erzählte, dass manche Kollegen ihre Anima im Bild der Prinzessin auf junge Kolleginnen projizieren, mit denen sie dann flirten oder die sie fördern. Doch mit reifen gleichaltrigen Frauen tun sie sich schwer. Hsin-Ju hat die Chefin einer kleinen Firma begleitet. Sie fühlte sich von einem männlichen Mitarbeiter sehr verletzt, weil der seine Anima auf eine jüngere

Mitarbeiterin projizierte, aber seine Chefin als gestandene Frau immer wieder entwertete. In der Analyse der Situation wurde dann deutlich, dass sie als Kind schon den Anima-Anteil im Bild der Prinzessin verdrängen musste, weil sie in der Schule nur durch Leistung und Anstrengung Anerkennung erreichen konnte. Die Gedanken in Bezug auf Anima-Projektion und Anima-Verdrängung halfen ihr dann schließlich, die Situation zu verstehen und besser damit umzugehen.

Wenn wir unsere Beziehungen zu Männern und Frauen ehrlich anschauen, wird schnell deutlich, wie häufig Anima- und Animus-Projektionen eine Rolle spielen und unsere Beziehungen trüben. So ist es eine ständige Aufgabe für jeden und jede von uns, die Anima- und Animus-Seite in uns anzuschauen und mehr und mehr zu integrieren.

Hsin-Ju erzählt noch von einer anderen Erfahrung in der Arbeit mit älteren Menschen. Neben vielen anderen Veranstaltungen bietet sie auch die Möglichkeit an, in einem Malkurs kreativ zu werden und die eigenen Gefühle so zum Ausdruck zu bringen. Dabei sind Frauen häufig erstaunt über ihre Männer, weil sie auf einmal gut und gerne malen. Oft haben sie diese künstlerische Seite verdrängt, weil sie solches Tun als »weiblich« abgetan haben. Doch wenn sie im Alter diese Seite zulassen, dann kann es noch einmal zu einer ganz anderen Art von Begegnung kommen. Eine Frau sagte beispielsweise, sie erlebe beinahe einen neuen Mann, das sei für sie sehr romantisch. Wenn die Integration von Anima und Animus gelingt, macht dies Männer und Frauen häufig lebendiger und liebevoller.

Es ist natürlich nicht so einfach zu beurteilen, wann ein Mann seine Anima und wann eine Frau ihren Animus integriert hat. Doch meist zeigt sich die Integration darin, dass Männer und Frauen auf Augenhöhe miteinander umgehen, dass sie sich gegenseitig gelten lassen und einander befruchten. Dann haben Männer es nicht mehr nötig, Frauen zu entwerten oder über sie Witze zu machen. Und Frauen hören auf, auf die Männer im Allgemeinen zu schimpfen. Auf jeden Fall ist es interessant, bei den Begegnungen zwischen Männern und Frauen darauf zu achten und wahrzunehmen, ob die Integration von Animus und Anima gelungen ist, oder ob der eine oder die andere noch den Gegenpol auf andere projiziert oder von ihm beherrscht wird. Oft werden Männer, die nach außen hin als die großen Macher auftreten, von ihrer Anima beherrscht und sind daheim völlig abhängig von ihren Frauen.

Jeder Sohn und jede Tochter erfährt sowohl Vater- wie Mutterwunden. Zum Beispiel, wenn der introvertierte Sohn, der dichtet oder sich ganz der Musik verschreibt, vom Vater, der als Handwerker oder Ingenieur der typische Macher ist, als unmännlich entwertet wird. Oder wenn die Mutter, die beispielsweise von einem Mann Gewalt erfahren hat, aus diesem Grund auch den Sohn als Mann entwertet. Umgekehrt wird ein Vater, der seine Anima nicht integriert hat, nicht nur seine Frau, sondern auch seine Tochter entwerten. Oder die Mutter ihre eigenen Wünsche in die Tochter projizieren und sie so auf das Bild festlegen, das sie sich von ihr gemacht hat. Vielleicht benutzt sie sie auch als Vertraute und erzählt ihr, wie unmöglich ihr Vater ist. Solches Verhalten verunsichert, die Kinder trauen ihrem eigenen Gefühl nicht mehr. Zur Integration von Anima und Animus gehört es daher auch, seine Vater- und Mutterwunden anzuschauen und sie anzuerkennen in der Hoffnung, dass sie verwandelt werden.

C. G. Jung hat bei vielen seiner Patienten und Menschen in seinem Umfeld immer wieder festgestellt, dass sie sich weigern, sich mit diesem Thema zu beschäftigen. Sie haben Angst vor der anderen Seite, vor dem Unbewussten, auf das die archetypischen Bilder von Anima und Animus verweisen. Das liegt vor allem daran, dass man das Unbewusste nicht kontrollieren kann. In unserer rationalistischen Welt möchten wir aber alles im Griff haben. Die Weigerung, sich mit Anima und Animus zu beschäftigen, die uns den Zugang zum Unbewussten ermöglichen, führt zu einer Fortsetzung des Geschlechterkampfes. Wer den Weg zur gelingenden Individuation, den Weg zum inneren Selbst geht, kommt jedoch an der Integration von Anima und Animus nicht vorbei. Nur so wird am Ende auch ein gutes Miteinander auf Augenhöhe mit meinem Nächsten gelingen.

Der Weg zum Selbst

Das Ziel der Individuation ist nach Jung die Selbstwerdung. Das Selbst meint die innere Mitte des Menschen. Es verbindet das Bewusste mit dem Unbewussten – nicht nur mit dem persönlichen, sondern auch mit dem kollektiven. Im kollektiven Unbewussten sind die Erfahrungen der ganzen Menschheit gespeichert, vor allem auch die spirituellen Erfahrungen. Für Jung ist das Verständnis des kollektiven Unbewussten eine wichtige Voraussetzung, um religiöse Rituale, Symbole und Dogmen zu verstehen. Er spricht in diesem Zusammenhang von der »Weisheit der Seele«, die um das Göttliche und Numinose weiß, also dass es etwas gibt, was größer ist als wir selbst. Zum Selbst – so meint Jung – gelangt der Mensch nur, wenn er auch das Gottesbild integriert. Die verschiedenen Symbole, die man in den unterschiedlichen Religionen findet, drücken das im Bild des »inneren Gottes« aus, der den Menschen zu seinem wahren Selbst führt. Doch das Selbst »steht nie und nimmer an Stelle Gottes, sondern ist vielleicht ein Gefäß für die göttliche Gnade« (Jung, GW 11,675). Jung nennt das Selbst eine »unerkennbare Wesenheit [...] Sie könnte ebenso wohl als der Gott in uns bezeichnet werden« (Jung, GW 7 § 399). Das, was Jung hier mit Selbst bezeichnet, ähnelt sehr dem Verständnis der Mystik, die vom »inwendigen« Gott spricht, der im Innersten der menschlichen Seele wohnt.

C. G. Jung betrachtet in seinen Überlegungen nur den psychologischen Weg zur Selbstwerdung. Doch für ihn gehört das Gottesbild wesentlich zu diesem Weg dazu. Gott betrachtet er als das stärkste archetypische Bild. Es ermöglicht uns »eine Heilung der neurotischen Erkrankungen« und kann »dem suchenden Menschen das Grund- beziehungsweise Gottvertrauen geben, das er zum Selbst-Sein benötigt« (Schnocks 45). Das Gottesbild eines Menschen ist das, was in der Seele erfahrbar wird. Dabei ist nicht gesagt, dass dieses Bild auch auf den transzendenten Gott hinweist. Auf der persönlichen Ebene bekennt C. G. Jung sich dazu, dass er glaubt, dem Gottesbild entspräche der wirkliche Gott. Doch als Psychologe beschränkt er sich auf das Erfahrbare im Menschen. Als er gefragt wurde, ob er an Gott glaube, antwortet er: »Ich weiß.« Und er erklärt dazu: »Ich weiß, dass ich offenbar mit einer an sich unbekannten Größe konfrontiert bin, die ich in consensu omnium Gott nenne. Ich gedenke Seiner, ich rufe ihn an, wann immer ich mich Seines Namens bediene, in Zorn oder in Angst, und wann immer ich unwillkürlich sage: O Gott! Das geschieht dann, wenn ich jemandem oder etwas begegne, die stärker sind als ich [...] Ich nenne sie einen persönlichen Gott, da sein Schicksal im eigentlichen Sinn auch mich selbst darstellt, vor allem wenn jene Macht in Gestalt des Gewissens an mich herantritt als eine vox dei, mit der ich sogar sprechen und mich auseinandersetzen kann« (Jung, Briefe III, 276).

Auch Benedikt und die monastische Tradition sprechen vom Einswerden mit dem transzendenten Gott als der Einswerdung mit sich selbst. Allerdings wird hier deutlich, dass wir nicht aus eigener Kraft zu uns selbst finden müssen, sondern dass Gott uns zu unserem Selbst führt. Die Mystik drückt das aus im Bild der »Gottesgeburt im Menschen«: Wenn Gott im Menschen geboren wird, dann wird das ursprüngliche, unverfälschte und einmalige Bild in uns sichtbar, das Gott sich von jedem von uns gemacht hat. Die Gottesgeburt können wir nicht aus eigener Kraft erlangen, sie geschieht aus Gnade. Es ist daher immer Gottes Gnade am Werk, wenn unsere Selbstwerdung gelingt.

Kapitel III

Der Weg zum Selbst in der benediktinischen Spiritualität

C. G. Jung unterscheidet auf dem Weg zur Individuation vier relevante Schritte: Die Relativierung der Persona, die Integration des Schattens sowie die Integration von Anima und Animus und das In-Berührung-Kommen mit dem Selbst. Vergleicht man diese Schritte mit den Theorien der Selbstwerdung in der Mönchstradition, lassen sich viele Gemeinsamkeiten entdecken.

Benediktinische Spiritualität ist einmal von der Regel Benedikts von Nursia geprägt, die er vor über 1500 Jahren schrieb, und andererseits von den Auslegungen der Regel durch die Mönche im Lauf der Jahrhunderte.

Ihre Wurzeln hat die benediktinische Spiritualität jedoch in den Erfahrungen, die die ersten Mönche im vierten Jahrhundert in der Wüste Ägyptens gemacht haben. Zu dieser Zeit zogen immer wieder Menschen in diese unwirtliche Landschaft, bauten dort ihr »Kellion«, ihre Zelle, ihre Einsiedelei, und stellten sich in der Einsamkeit der eigenen Wahrheit. Sie wollten radikal nach Gott suchen, ihr Leben dieser Suche widmen und daher auf alle Annehmlichkeiten der Zivilisation verzichten. Doch auf diesem Weg begegneten sie sich zuerst einmal selbst.

Als Psychologe unter den Mönchen der ägyptischen Wüste gilt der in griechischer Philosophie gebildete Evagrius Ponticus (345–399). In seinen Schriften hat er das Ringen der Mönche mit sich selbst, mit ihren Leidenschaften und Emotionen ausführlich beschrieben, die sozusagen die Stolpersteine auf dem Weg zu sich selbst und zu Gott bilden. Dabei gilt der Grundsatz: Der Mönch (und auch der Mensch) ist nicht verantwortlich für die Leidenschaften, Emotionen und Gedanken, die in ihm auftauchen, sondern nur dafür, wie er damit umgeht.

Johannes Cassian, einer der wichtigsten Autoren seiner Zeit, lebte eine Weile bei den Wüstenvätern und schrieb über seine Erfahrungen dort zwei Bücher – *Über die Grundsätze der Koinobiten und die acht Hauptlaster* und *Unterredungen mit den Vätern* –, die in der westlich geprägten Theologie vielfach rezipiert wurden. So gelang es ihm, die Spiritualität der Wüstenväter in den Klöstern des Westens bekannt zu machen. Benedikt bezieht sich später in seiner Regel immer wieder auf die Schriften von Johannes Cassian.

In seiner Regel setzt er also die Erfahrung der Wüstenväter voraus. Wie schon erwähnt, haben die Wüstenväter ihre Spiritualität immer als Weg zu Gott und zugleich zu ihrem wahren Selbst verstanden. Es geht ihnen um die Verwirklichung dessen, was Gott in der Schöpfungsgeschichte gesagt hat: »Gott schuf den Menschen als sein Abbild; als Abbild Gottes schuf er ihn. Als Mann und Frau schuf er sie« (Gen 1,27). Den frühen Kirchenvätern Origenes und Clemens von Alexandrien war es dabei wichtig, zwischen Bild *(eikon)* und Gleichnis *(homoiosis)* zu unterscheiden: Gott hat den Menschen nach seinem Bild geschaffen; unsere Aufgabe ist es, durch Gebet und Askese dem Bild immer ähnlicher zu werden. Das heißt aber auch, dass wir ganze Menschen werden: Mann und Frau, wie es der Schöpfungsbericht zum Ausdruck bringt.

Relativierung der Persona

Für Evagrius Ponticus ist die Bedingung, dass der geistliche Weg gelingt, dass sich der Mönch der eigenen Wahrheit stellt, indem er sich mit seinen Leidenschaften konfrontiert. Wichtig dabei ist, dass der Mönch seine Persona, seine Maske, die er trägt, erkennt. Die Mönche in der Wüste kannten die Gefahr, dass sie sich aufgrund ihrer strengen Askese als große Faster inszenierten, aber sich selbst auch so sahen. Das war ihre Persona, ihr Selbstbild.

Evagrius entwickelte in seinen Schriften eine heilsame Methode, um diese Selbstbilder zu entlarven beziehungsweise sie auf ihre Echtheit hin zu prüfen, auf die Probe zu stellen, indem er die Menschen provozierte. Wenn diese dann sehr emotional reagierten, mussten sie erkennen, dass sie sich hinter ihrer Persona versteckt beziehungsweise sich mit ihr identifiziert hatten. Die Wüstenväter hatten oft eine feine Beobachtungsgabe. Sie erkannten die inneren Regungen eines anderen an seinen Bewegungen, an seiner Stimme und an der Art und Weise, wie er spricht. Am Leib des anderen wurde ihnen also dessen Unbewusstes deutlich, das sie am liebsten hinter ihrer Persona verstecken wollten. Doch die weisen Väter verstanden es sozusagen als Dienst am Nächsten, sich gegenseitig ihre Schattenseiten aufzudecken. Für Evagrius war es also wichtig, dass man all die Idealbilder, die man von sich hat, loslässt, um sich den eigenen Schattenseiten zu stellen.

Integration des Schattens

Das zentrale Thema bei Evagrius und bei den Wüstenvätern ist das Ringen mit den sogenannten acht Leidenschaften, oder wie er sie nennt, den *logismoi*. Er versteht darunter gefühlsbetonte Gedanken oder Gedankengebäude. Ein geistliches Leben zu führen bedeutet also zunächst, sich mit diesen *logismoi* auseinanderzusetzen. Dazu zählen die drei Grundtriebe: der Trieb zu essen, der Sexualtrieb und der Trieb, etwas zu besitzen. Es geht nicht darum, diese Triebe zu unterdrücken – sie sind Bestandteil unserer menschlichen Natur und zudem überlebenswichtig für den Fortbestand einer Spezies –, sondern es geht darum, sie zu verwandeln, damit sie zum Leben antreiben und nicht in die Sucht führen.

Des Weiteren nennt Evagrius die drei emotionalen Leidenschaften Zorn, Traurigkeit und Akedia, was man mit Überdruss übersetzen könnte. Diese Leidenschaften stecken in uns allen. Auch hier geht es nicht um das Unterdrücken, sondern darum, mit ihnen angemessen umzugehen. Dann wirkt der Zorn nicht zerstörerisch, sondern wird zur Kraft, um mich von anderen abgrenzen zu können. Die Traurigkeit wird mich dann nicht immer weiter in ein »schwarzes Loch« ziehen, sondern verweist mich auf meine infantilen Wünsche an das Leben, von denen es gilt, Abschied zu nehmen. Die Akedia wird dann nicht meine Unfähigkeit zementieren, bei mir zu bleiben, wird mich nicht mehr hin- und herzerren und mit nichts zufrieden sein lassen, weder mit der Arbeit – die ist zu hart –, noch mit dem Beten – das ist langweilig –, noch mit dem Nichtstun. Evagrius rät seinen Mönchen gegen all diese Emotionen und Triebe anzugehen, indem man einfach in seinem Kellion bleibt und sich selbst auszuhalten versucht.

Evagrius kennt noch zwei weitere geistige Leidenschaften: Ruhmsucht und Hybris. Die Ruhmsucht kann uns am Anfang dazu antreiben, auf dem spirituellen Weg Fortschritte zu machen. Aber wenn wir bei allem nur darauf aus sind, dass andere uns loben und Anerkennung schenken, dann machen wir uns ganz von ihnen abhängig und verfehlen unser Selbst. Hybris meint in diesem Zusammenhang die Weigerung, die eigene Realität anzuschauen und anzunehmen. Stattdessen hält man an Idealbildern von sich fest.

Diese Leidenschaften sind in jedem von uns zu finden. Doch es geht nicht darum, sie zu unterdrücken oder abzuschneiden, sondern sich mit ihnen vertraut zu machen. In einem Väterspruch heißt es: »Wenn die Leidenschaften eintreten und du ihnen gibst und von ihnen nimmst, so werden sie dich bewährter machen« (Apo 386). Wenn wir die Leidenschaften unterdrücken, fehlt uns die Energie, die ebenfalls darin enthalten ist – das ist einfach nachvollziehbar, wenn man sich vorstellt, wie Wut sich im eigenen Körper anfühlt: Man hat das Gefühl, auf einem Gaskessel zu sitzen, der kurz vor dem Explodieren ist. Genauso ist es mit dem Schatten: Er führt uns zu inneren Quellen, die uns verborgen bleiben würden, wenn wir den Schatten weiterhin verdrängen würden.

Evagrius rät dem Mönch, der sich seinen Leidenschaften stellt, »seine Gedanken zu beobachten. Achten sollte er auf ihre Intensität, auch darauf, wann sie nachlassen, wann sie entstehen und wieder vergehen. Er sollte die Vielfalt seiner Gedanken beobachten, die Regelmäßigkeit, mit der sie immer wieder auftauchen [...] Dann sollte er Christus bitten, ihm all das zu erklären, was er beobachtet hat« (Evagrius, Praktikos 50). In der Sprache Jungs könnte man sagen: Der Mönch soll sich vertraut machen mit seinen Schattenseiten und sie dann mit Christus besprechen, das heißt, er sollte sie bewusst anschauen und im Gespräch mit einem Gegenüber oder auch in sich selbst erkennen, was die Schattenseiten ihm sagen möchten und wo sie für ihn zur Quelle neuer Energie werden können.

Jung spricht nicht nur vom persönlichen, sondern auch vom kollektiven Schatten. Damit meint er, dass nicht nur der Einzelne mit seinen Leidenschaften konfrontiert ist, sondern es auch zerstörerische Kräfte gibt, die sozusagen in der Kultur, in der Geschichte der Menschheit gespeichert sind. In diesem Zusammenhang wirft er dem Christentum vor, die Schattenseiten des Gottes- und Jesusbildes übersehen beziehungsweise ausgeblendet zu haben. Den Wüstenvätern waren diese dunklen Kräfte jedoch nicht fremd. Sie haben sich mit ihnen auseinandergesetzt. In dieser Hinsicht war Jesus ihnen ein Vorbild, vor allem in der sogenannten Versuchungsgeschichte, wie sie die Evangelisten erzählen: Jesus zieht sich nach seiner Taufe für 40 Tage in die Einsamkeit der Wüste zurück und wird hier vom Teufel versucht. Dieser fordert ihn auf, aus Steinen Brot zu machen oder sich von einem Berg zu stürzen, um zu beweisen, dass er Gottes Sohn sei. Jesus stellt sich nicht nur dem Teufel, er antwortet ihm auch auf seine Forderungen und weist ihn zurück, sodass er am Ende von ihm ablässt und verschwindet. Der Teufel ist für Jung ein Bild für die destruktiven Kräfte im kollektiven Unbewussten. Auch mit ihnen müssen wir uns auseinandersetzen.

Integration von Anima und Animus

Sicher kann man bei den Wüstenvätern nur bedingt von der Integration von Anima und Animus sprechen, nicht nur, weil Jung die Überlegungen zu den Archetypen erst viel später anstellte, sondern auch, weil die Mönche dort in der Wüste als Einsiedler und fern von allen Frauen lebten. Doch zwei Beispiele sollen zeigen, dass dies bei einigen Mönchen durchaus gelungen ist. Das erste Beispiel ist Evagrius Ponticus, der in umfangreicher brieflicher Korrespondenz gute Beziehungen zu Frauen pflegte. In diesen Briefen belehrte er die Frauen nicht, sondern war auch bereit, von ihnen zu lernen.

Für Evagrius ist die wichtigste Haltung des Mönches die Sanftmut, vor allem als geistlicher Vater in der Begleitung anderer Menschen. Evagrius stellt dem geistlichen Vater Mose vor Augen, von dem die Schrift sagt, dass er »sanftmütiger war als alle Menschen« (Num 12,3), und andererseits Jesus, der sanftmütig und demütig von Herzen war: »Lasst auch uns jene Sanftmut dessen erwerben, der sprach: Lernet von mir, denn ich bin sanftmütig und demütig von Herzen, auf dass er uns seine Wege lehre und im Himmelreich erquicke« (Evagrius, Briefe 56).

Das deutsche Wort »sanftmütig« hängt etymologisch mit der Wurzel des Wortes »sammeln« zusammen. Sanftmütig ist der, der den Mut hat, alles, was in seiner Seele ist, das Bewusste und Unbewusste, Anima und Animus zu sammeln, damit alles in einem friedlichen Miteinander zusammen sein kann. Wer andere sanftmütig begleitet, der richtet nicht, sondern er tröstet und richtet andere auf. Was Evagrius unter einer sanftmütigen Begleitung konkret versteht, das zeigt er in den vielen Briefen, die er an Männer und Frauen, an Mönche und Nonnen schreibt. Sie sind voller Sanftmut und Zärtlichkeit. Auch für C. G. Jung wird die gelungene Integration von Anima und Animus gerade darin deutlich, wie sich die Beziehung zu anderen Menschen, zu Männern und Frauen, gestaltet.

Ein paar Beispiele sollen das konkretisieren. So schreibt Evagrius an Melania, eine römische Adlige, die ihre weltliche Karriere aufgegeben hat und auf dem Ölberg ein Nonnenkloster gegründet hatte: »Du also, Besonnene, mühe dich, ein gutes Beispiel nicht allein den Frauen zu werden, sondern auch den Männern, um allen nach Art eines Urbildes ein Bild der Geduld zu werden! Denn es gebührt einer Jüngerin Christi, bis aufs Blut zu kämpfen und jedermann zu zeigen, dass unser Herr auch die Frauen gegen die Dämonen mit Männlichkeit gewappnet hat« (Evagrius, Briefe 1).

Hier wird deutlich, dass es Evagrius nicht um Männlichkeit und Frauenbilder geht, sondern um »eine Art Urbild« – ein Begriff, der sehr nah an dem des Archetypen ist, wie Jung ihn gebraucht. Melania – und mit ihr viele Nonnen und Wüstenmütter – strebte also sozusagen nach der Integration von Anima und Animus und verband damit die Fähigkeit zur gastfreundlichen Beziehung und zum Kampf gegen die »Dämonen«, wie Evagrius die Leidenschaften auch nennt.

Evagrius reiste zudem einmal nach Jerusalem und wurde von Melania gastfreundlich aufgenommen. Daraufhin schrieb er ihr in einem Brief: »Sehr habe ich mich an deiner Liebe ergötzt, und vollkommen war deine Gastfreundschaft mir gegenüber. Und wie soll ich dir die Erquickung vergelten, die ich bei dir gefunden habe? Es sei der Herr in deinem Herzen ›der große Hohepriester, der den Himmel überschreitet‹ und alles erfüllt. Er erhebe dein Haupt über deine Feinde, lehre dich die Erkenntnis der Gerechtigkeit und offenbare dir die Weisheit seiner Geheimnisse« (Evagrius, Briefe 31). Christus selbst bewirkt in Melania, dass sie ihr Haupt über ihre Feinde erheben kann, dass sie in sich die gleiche männliche Kraft hat wie die Mönche, aber dennoch dabei die Frau bleibt, die gastfreundlich ist, die den Gästen zärtliche Liebe erweist und die zugleich voller Weisheit ist und ein Gespür hat für das Geheimnis Gottes und für das Geheimnis in den Menschen.

Das beste Beispiel für die Integration des Schattens und von Anima und Animus ist Benedikt selbst. Wenn wir seine Lebensbeschreibung, die Papst Gregor nach seinem Tod verfasste, tiefenpsychologisch deuten, dann können wir sie als Weg der Individuation verstehen. Die Erzählung, in die sicher auch viele historisch und biografisch richtige Ereignisse eingeflossen sind, ist nach Art einer Heldenreise gestaltet, auf die Jung im Zusammenhang mit seiner Archetypenlehre immer wieder Bezug nimmt.

Zunächst wird erzählt, dass Benedikt sich, angewidert von der Dekadenz, die ihm in Rom bei seinem Studium immer wieder begegnet, in die Einsamkeit zurückzieht, zum Einsiedler wird. Hier begegnet er seinem Schatten zum ersten Mal. Man könnte es so deuten, dass er diese Konfrontation nicht aushält und daher beschließt, zunächst Mönch und dann Abt in einem Kloster zu werden. Doch auch hier begegnet er seinem eigenen Schatten, etwa in den Mönchen, die versuchen, ihn zu vergiften, weil er sein Amt mit einer unglaublichen Strenge und Dominanz ausübt. Wieder flieht er in die Einsamkeit – und stellt sich endlich seinem Schatten.

Nach vielen Kämpfen und langer Zeit der Askese und Isolation kehrt er in ein Kloster zurück, wo er nun selbst eine Regel verfasst und mit seinen Mönchen danach zu leben beginnt. Auf diesem Weg begegnet er immer wieder seiner Anima – zunächst in Gestalt seiner Amme, die ihn mit ihrer mütterlichen Liebe zu vereinnahmen und zu erdrücken droht. Dann im Bild einer schönen Frau, die in ihm die Flamme einer leidenschaftlichen Liebe entfacht.

Auf seinem weiteren Weg findet er sie in der Geliebten, die er jedoch verlässt, und auch im Bild der Dirne. Und schließlich im Bild seiner Schwester Scholastika, die in einem benachbarten Kloster lebt und die er immer wieder besucht. Die Begegnung mit Scholastika können wir daher nicht nur als die mit der leiblichen Schwester verstehen, sondern auch mit seiner Anima. Die Anima als Schwester entspricht bei Jung dem Archetyp der Seelenführerin. Sie führt den Mann in Bereiche, in die er selbst nie vorstoßen würde. Und sie verleiht ihm eine tiefere Weisheit, die über das reine Verstandeswissen hinausgeht, öffnet ihn für die numinose Qualität, für das göttliche Geheimnis.

Der Biograf Benedikts, Papst Gregor, schildert das in der wunderbaren Erzählung von der letzten Begegnung zwischen Benedikt und Scholastika. Scholastika hat eine Ahnung davon, dass es möglicherweise das letzte Mal ist, dass ihr Bruder sie besucht. Daher möchte sie die Zeit nutzen und versucht, ihn dazu zu überreden, im Schwesternkloster zu übernachten, damit sie die ganze Nacht mit ihrem Bruder sprechen kann. Doch Benedikt möchte sich an die Regel halten, die Nacht nicht außerhalb des eigenen Klosters zu verbringen. Scholastika bittet ihn, mit ihr zusammen ein Gebet zu sprechen – und plötzlich beginnt es draußen zu stürmen und zu schütten, ein Unwetter fegt über das Kloster hinweg, sodass Benedikt unmöglich den Heimweg antreten kann. Gregor meint, Scholastika habe mehr vermocht, weil sie mehr geliebt habe. Und sie habe dem Willen des Mannes die Kraft entgegengestellt, die aus dem Herzen einer Frau kommt. Das Herz ist stärker als der Wille. Denn das Herz hat Anteil an den Gefühlen und an der Quelle des göttlichen Geistes. So öffnet die Schwester dem Bruder das Herz für Gott.

Wir können diese Geschichte jedoch auch als Bild für die Selbstwerdung Benedikts deuten. Durch diese Begegnung ist er eins geworden mit seiner Anima und hat durch sie einen neuen Zugang zu Gott gefunden, der von seinem Wesen her Liebe ist. Diese Integration von Anima und Animus kommt auch konkret darin zum Ausdruck, dass Benedikt den Leichnam seiner Schwester holen und in dem Grab bestatten lässt, das er für sich selbst vorgesehen hatte. Im Tod werden sie so ganz eins.

Wie die Vollendung der Selbstwerdung aussieht, hat Gregor dann in der sogenannten kosmischen Vision am Ende der »Heldenreise« Benedikts beschrieben: Benedikt sieht in einem einzigen Sonnenstrahl die ganze Welt. Gregor erklärt diese Erfahrung so: »Die Seele des Schauenden wird sogar über sich selbst hinausgehoben werden. Wenn sie im Lichte Gottes ihrer selbst entrückt ist, wird sie innerlich weit. [...] Dem Licht, das für seine Augen aufstrahlte, entsprach ein anderes, inneres Licht, das in seinem Herzen aufleuchtete« (Grün, Einswerden 70f). Gregor beschreibt in dieser Vision, dass Benedikt nicht nur mit sich selbst, sondern mit der ganzen Welt und mit Gott eins geworden ist. Das ist grundsätzlich jedem Menschen möglich, wenn er zuvor mit sich eins geworden ist, wenn alle seine Kräfte, männliche und weibliche, Verstand und Herz, Bewusstes und Unbewusstes im göttlichen Licht zusammengeschmolzen sind. So beschreibt Gregor mit diesem Bild nicht nur die Mystik Benedikts, sondern auch die Vollendung seiner

Selbstwerdung. Das Selbst ist nach Jung voller Licht und es berührt den Urgrund allen Seins. Wenn man die Selbstwerdung erreicht hat, erscheint auf einmal alles eins, einfach, durchleuchtet, hell und klar. In diesem Zustand übersteigen wir die psychologische Ebene der Selbstwerdung, dann erleben wir eine innere Freiheit, einen Frieden mit uns selbst und mit allem, und eine tiefe Freude, die uns niemand mehr nehmen kann.

Der Weg zum Selbst

Das Ziel des spirituellen Weges ist für Evagrius das Einswerden mit Gott auf dem Grund der eigenen Seele. Die Voraussetzung für dieses Einswerden ist die Erfahrung innerer Leere. Der Mönch soll frei werden von allen Gedanken und Gefühlen, um auf dem Grund der Seele den heiligen Raum in sich zu entdecken, in dem Gott selbst wohnt. Dort, wo Gott in ihm wohnt, kommt der Mönch auch zu seinem wahren Selbst, zu dem ursprünglichen und reinen Bild Gottes in ihm. Die Erfahrung des wahren Selbst ist für Evagrius und für die griechischen Kirchenväter Basilius und Gregor von Nyssa mit Lichterfahrungen verbunden. Gott ist transzendent. Aber in den Lichterfahrungen spiegelt sich das Einswerden mit ihm, der jenseits aller Bilder und Erfahrungen ist. Das reine Gebet führt die Seele »zur wunderbaren Erfahrung eines inneren Lichtes« (Bamberger im Vorwort zu: Evagrius, Über das Gebet 21). Evagrius schreibt: »Wenn ein Mensch den alten Menschen abgelegt und den neuen Menschen angezogen hat, der eine Schöpfung der Liebe ist, dann wird er zur Stunde des Gebetes erkennen, wie sein Zustand einem Saphir gleicht, der klar und hell wie der Himmel leuchtet. Mit dem Ausdruck ›Ort Gottes‹ meint die Schrift genau diese Erfahrung« (Evagrius, Über das Gebet 21). Auf dem Grund seiner Seele kann der Mönch nicht Gott selbst schauen, aber Gott leuchtet in ihm wie in einem Spiegel auf. Er kann also Gottes Gegenwart erleben und zugleich sich selbst in seinem tiefsten Wesen.

Evagrius meint, dass nur der Mönch Bild Gottes ist, der seine eigene Einheit erfahren hat, der also alles in sich integriert hat: Licht und Schatten, Anima und Animus. Evagrius ist der Ansicht, dass der Weg, der zur Verwirklichung seines wahren Selbst, zur Erfahrung seiner selbst als klares und ursprüngliches Bild Gottes führt, die Kontemplation ist. Evagrius schreibt in einer mystischen Schrift davon, dass der Mensch immer mehr mit seinem Innersten in Berührung kommen sollte, »damit es dem Archetyp immer ähnlicher werde« (Evagrius, Gnostikos 21). Was genau er unter »Archetyp« versteht, wird hier nicht klar. Aber interessant ist, dass Evagrius diesen Ausdruck, der für die Tiefenpsychologie C. G. Jungs so zentral ist, schon im vierten Jahrhundert kennt und in einem ähnlichen Bedeutungsumfeld nutzt.

Das Ziel des monastischen Weges ist nach Evagrius das Einswerden mit Gott auf dem Grund unserer Seele. Dieses Einswerden hinterlässt auch erfahrbare Spuren in der Seele des Menschen. Evagrius nennt den heiligen Ort auf dem Grund unserer Seele »Jerusalem – Stadt des Friedens«. Das könnte man mit Jung den psychisch erfahrbaren Widerschein Gottes in unserer Seele nennen. Die Gotteserfahrung führt immer auch zu einer neuen Selbsterfahrung, zum Einklang mit sich selbst, zum inneren Frieden, zu innerer Freiheit. Denn in diesem heiligen Raum auf dem Grund der Seele sind wir frei von den Erwartungen und Bewertungen anderer.

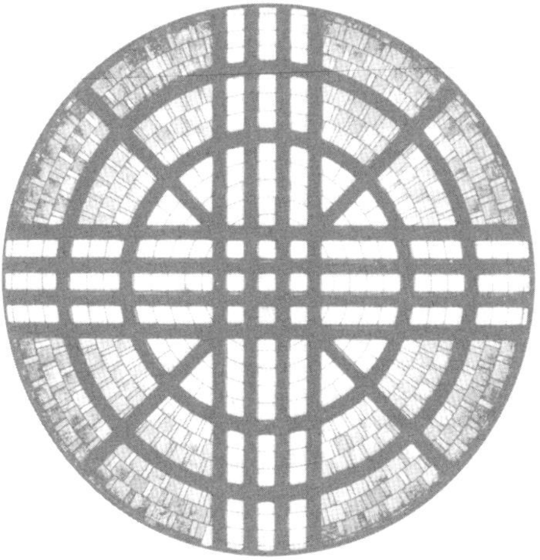

Kapitel IV

Die Regel Benedikts im Licht der Tiefenpsychologie

Auf dem Hintergrund der tiefenpsychologischen Gedanken C. G. Jungs wollen wir im Folgenden eine tiefenpsychologische Deutung der Regel Benedikts versuchen. Ähnlich, wie man heute die Bibel durch diese oder eine andere »Brille« betrachtet, möchten wir wichtige Stellen der Regel auf diese Weise interpretieren.

Es geht uns nicht um die Auslegung einzelner Verse, stattdessen möchten wir einige ausgewählte Themen der Regel in ihrer Beziehung zur Jungschen Psychologie ansehen. Dabei verstehen wir die Regel als Einweisung in den Weg der Selbstwerdung und betrachten sie unter diesem Aspekt, ohne sie auf eine psychologische Theorie zu reduzieren. Die Regel Benedikts ist ein spirituelles Buch. Aber es ist auch eine Anleitung oder zumindest eine Inspiration mit sehr konkreten praktischen Hinweisen dazu, wie unser Leben gelingen kann und wir immer mehr zu unserem wahren Selbst finden können. Es geht darin nicht nur um das Glück des Einzelnen, sondern sie will uns befähigen, uns auf die Gemeinschaft einzulassen, sodass unser Miteinander gelingt.

Der Prolog der Regel als Einladung zur Selbstwerdung

Der Prolog der Regel Benedikts beginnt mit den Worten: »Höre, mein Sohn, auf die Weisung des Meisters, neige das Ohr deines Herzens und nimm den Zuspruch des gütigen Vaters willig an und erfülle ihn durch die Tat« (RB Prol 1). Man kann diese Worte natürlich als äußeres Hören auf die Worte Jesu und auf die Worte der Bibel verstehen, in denen Gott zu uns spricht. Gottes Stimme ist auch in uns. Wir können sie hören, wenn wir vom äußeren Lärm nach innen gehen, um dort auf dem Grund unserer Seele die leisen Impulse zu vernehmen, die uns in die eigene Wahrheit und zum eigenen Selbst führen wollen.

Mit dem »Meister« meint Benedikt in diesem ersten Satz der Regel Jesus. Für C. G. Jung steht dieser Name nie nur für den »Rabbi aus Nazaret«, sondern bezeichnet zugleich auch den »inneren Meister« – ein Symbol für das wahre Selbst. Die Weisung Jesu will uns daher zu unserem Selbst führen. Zugleich ist damit auch die Stimme unseres Gewissens gemeint, die aus dem Grund unserer Seele aufsteigt. Wir sollen nicht irgendein Idealbild erfüllen, das andere uns überstülpen, sondern unsere Aufgabe ist es, im genauen Hinhorchen auf die inneren Impulse immer mehr wir selbst zu werden, immer mehr der einmalige Mensch zu werden, als den Gott uns geschaffen hat. Doch es darf nicht beim Hören bleiben. Das, was wir in uns hören, will sich auch in unserem Verhalten der Gemeinschaft gegenüber ausdrücken und sichtbar werden.

Der nun folgende Satz in der Regel lautet: »So kehrst du durch die Mühe des Gehorsams zu dem zurück, den du durch die Trägheit des Ungehorsams verlassen hast« (RB Prol 2). Wenn wir träge einfach so dahinleben, wir in Routinen gefangen bleiben, verfehlen wir unser Selbst. Benedikt spricht von der »Mühe des Gehorsams«: Es kostet Mühe, immer wieder in uns hineinzuhorchen, was uns Gott sagen möchte, worauf uns unser Gewissen hinweisen möchte. Das Ziel des Horchens auf die innere Stimme ist, vom Eigenwillen frei zu werden, von der Herrschaft des Ego loszukommen. Das Ziel ist die innere Freiheit, das Leben aus dem Selbst, in dem wir nicht mehr von unseren Bedürfnissen oder von den Erwartungen der Menschen beherrscht werden.

Der Weg zum wahren Selbst führt über die Wachsamkeit: »Stehen wir also endlich einmal auf! Die Schrift rüttelt uns wach und ruft: Die Stunde ist da, vom Schlaf aufzustehen« (RB Prol 8). Schon die griechischen Philosophen sprachen davon, dass viele Menschen in einer Art Schlafzustand leben. Sie haben sich eingelullt in irgendwelche Illusionen oder sich den Maßstäben der Welt angepasst. Der erste Schritt zur Selbstwerdung ist das Aufwachen und Aufstehen, um den eigenen Weg zu gehen, anstatt einfach den anderen nachzulaufen.

Das Ziel der Selbstwerdung wird von den Wüstenvätern als Weg zum inneren Licht gesehen. Das innerste Selbst leuchtet für Evagrius auf wie ein Saphir. So mahnt uns Benedikt: »Öffnen wir unsere Augen dem göttlichen Licht« (RB Prol 9). Das Selbst ist nicht von Dunkelheit geprägt, sondern von Licht. Wer das innere Licht sieht auf dem Grund seiner Seele, der ist seinem Selbst nahegekommen.

Benedikt lässt in seiner Regel Gott die Frage stellen: »Wer ist der Mensch, der das Leben liebt und gute Tage zu sehen wünscht?« (RB Prol 15). Das Leben zu lieben heißt, Lust daran zu haben, so übersetzen manche Interpreten diese Worte aus dem Prolog. Es geht darum, wirkliches Leben zu finden, Lebendigkeit, Lust und Freude am Leben. Doch dabei geht es nicht um ein rein äußeres Wohlgefühl. Vielmehr ist das wahre Leben immer auch geprägt von Disziplin und Freiheit. Das meint, vereinfacht gesagt, das Böse zu meiden und das Gute zu tun, was in der Praxis des Alltäglichen häufig mehr als schwer ist.

Dann heißt es weiter: »Suche den Frieden und jage ihm nach!« (RB Prol 17). Das Ziel der Selbstwerdung ist, mit sich selbst in Einklang zu kommen, inneren Frieden zu finden. Doch das ist kein leichter Weg. Wir müssen ihm wie ein Jäger nachjagen, durch alles Gestrüpp unserer Seele hindurchstoßen, um ihn auf dem Grund unserer Seele zu finden. Der spirituelle Weg ist nach Benedikts Ansicht ein Weg zum Leben: »Seht, in seiner Güte zeigt uns der Herr den Weg des Lebens« (RB Prol 20). Es geht also um die Kunst, so zu leben, wie es unserem Wesen entspricht.

Wie dieser Weg zum Leben zu gehen ist, das zeigt uns Benedikt anhand eines Psalmwortes, das er mit eigenen Worten anreichert. Der findet zum wahren Leben, »der makellos lebt und das Rechte tut; der von Herzen die Wahrheit sagt und mit seiner Zunge nicht verleumdet; der seinem Freund nichts Böses antut und seinen Nächsten nicht schmäht, der den arglistigen Teufel, der ihm etwas einflüstert, samt seiner Einflüsterung vom Auge seines Herzens wegstößt, ihn zunichtemacht, seine Gedankenbrut packt und sie zerschmettert an Christus« (RB Prol 25–28, vgl. Ps 15,2f). Ob jemand aus seinem Selbst lebt, das zeigt sich in der inneren Klarheit und Reinheit, in der Wahrhaftigkeit, im Verzicht, über andere zu reden, und in der Fähigkeit, den Einflüsterungen des Teufels zu widerstehen. Letzteres klingt für uns heute fremd oder seltsam. Gemeint sind mit den »Einflüsterungen des Teufels« aber die negativen Gedanken und Emotionen, die uns oft genug zu beherrschen drohen.

In diesem Zusammenhang zitiert Benedikt den Psalm 137, der von den »Kindern Babylons« spricht, die wir »am Felsen zerschmettern« sollen. Wenn man diesen Psalm wörtlich versteht, fordert er zu einer grausamen Tat auf. Doch Benedikt versteht unter den Kindern Babylons eben diese Gedanken und Emotionen, die unserem Wesen fremd sind, die die Beziehung zu unserem Selbst zerstören. Wir müssen sie wahrnehmen, identifizieren und dann aus uns herauswerfen, oder, wie Benedikt es formuliert, »an Christus zerschmettern«. Indem wir sie auf Christus werfen, verlieren sie ihre Kraft. In dieser Formulierung Benedikts steckt gewaltige Energie und auch eine gewisse Radikalität. Das macht deutlich, dass nur eine radikale ehrliche Selbsterkenntnis und die Bereitschaft, negative Gedanken aus sich herauszuwerfen, zum wahren Selbst und zur inneren Freiheit führen.

Benedikt beschreibt in seiner Regel den Weg zur Selbstwerdung, aber er bedient sich dabei nicht einfach einer klaren

Methode, die wir anwenden könnten, um dann automatisch das Ziel zu erreichen. Vielmehr ist es letztlich immer ein Geschenk, wenn die Selbstwerdung gelingt. So mahnt Benedikt seine Mönche, sie sollten mit Paulus sprechen: »Durch Gottes Gnade bin ich, was ich bin« (RB Prol 31 = 1 Kor 15,10).

Benedikt vergleicht den, der die Worte Jesu befolgt, mit dem Mann, der sein Haus auf Fels gebaut hat. So kann es nicht so leicht einstürzen (RB Prol 33f = Mt 7,24f). Oft genug bauen wir unser eigenes »Selbst-Haus« auf Illusionen auf, auf Vorstellungen, die wir uns von uns selbst gemacht haben – maßlose Selbstbilder, denen wir folgen. Wer aber auf dem Bild sein Haus baut, das Gott sich von ihm gemacht hat, der darf darauf vertrauen, dass kein Sturm und keine Flut es zerstören können.

Benedikt schließt den Prolog mit einem wunderbaren Versprechen. Den Jüngern, denen der monastische Weg anfangs hart und eng erscheint, sagt er zu: »Wer aber im klösterlichen Leben und im Glauben fortschreitet, dem wird das Herz weit, und er läuft in unsagbarem Glück der Liebe den Weg der Gebote Gottes« (RB Prol 49). Hier findet sich ein wichtiges Kriterium, ob ein Mensch mit seinem Selbst in Berührung gekommen ist: das sogenannte weite Herz. Besitzt man ein solches, urteilt man nicht mehr über andere, hat man Verständnis für andere, weil man sich selbst mit allen Höhen und Tiefen ehrlich angeschaut und angenommen hat. Wer aus dem Selbst heraus lebt, der läuft »in unsagbarem Glück der Liebe« seinen Weg. Im Lateinischen steht hier: *inenarrabili dilectionis dulcedi-*

ne, wörtlich übersetzt: in der unbeschreiblichen Süßigkeit der Liebe. Das Leben bekommt Süße und es ist von Liebe durchdrungen. Es geht dann nicht mehr um ein äußeres Gebot, das wir befolgen, sondern diese Liebe gibt unserer Person und unserem Leben einen angenehmen, süßen Geschmack. Der anglikanische Geistliche und Jungianer John Sanford meint, wenn wir zu unserem wahren Selbst gefunden haben, müssen wir Liebe nicht mehr »herstellen«, »sie ist einfach da, kreativ, kraftvoll und durch Weisheit gemildert. Ziel ist, dass wir es dieser Liebe, die in unserer Mitte liegt, ermöglichen, uns zu durchströmen« (Sanford, Johannes 119). Doch dazu ist es notwendig, dass wir unser Ego losgelassen haben.

Demut als Weg zur Befreiung vom Ego

Das längste Kapitel in der Regel Benedikts ist das über die Demut. Wie wir es verstehen, hängt immer von der Brille ab, mit der wir es lesen. Wenn wir es durch die »moralische Brille« betrachten, dann scheint das, was Benedikt hier von seinen Mönchen verlangt, eine Überforderung zu sein. Zudem klingt es dann pessimistisch und so, als ob man, um dem gerecht zu werden, sich selbst sehr kleinmachen müsste. Doch wenn wir es mit der psychologischen Brille lesen, dann erkennen wir in den 12 Stufen der Demut, die hier genannt werden, die Beschreibung menschlicher Selbstwerdung oder den Weg vom Ego zum Selbst.

Benedikt beginnt das Kapitel mit dem biblischen Zitat: »Wer sich selbst erhöht, wird erniedrigt, wer sich aber selbst erniedrigt, wird erhöht werden« (RB 7,1 = Lk 14,1). Sich selbst zu erhöhen bedeutet in diesem Zusammenhang, sich als etwas Besonderes und anderen überlegen zu fühlen, auf andere herabzuschauen, weil man sich selbst für besser hält. In Jungscher Sprache könnte man vielleicht sagen, dass es in solchen Fällen zur Erstarrung der Persona kommt und das Ego übergroß wird. Demut zu üben und zu leben bedeutet dann, die Persona aufzubrechen und der eigenen Wahrheit zu begegnen. Denn unserer eigenen Wahrheit begegnen wir nur, wenn wir hinabsteigen in die Tiefen unserer Seele, in die Tiefen des Unbewussten.

Die beiden Verse Eph 4,9–10 machen das Geheimnis der menschlichen Selbstwerdung sichtbar: »Wenn es heißt: Er stieg aber hinauf, was bedeutet dies anderes, als dass er auch zur Erde herabstieg? Derselbe, der herabstieg, ist auch hinaufgestiegen über alle Himmel, um das All zu erfüllen.« Aus dem Griechischen wörtlich übersetzt, heißt es dort noch genauer: »herabstieg in die untersten oder innersten Bereiche der Erde«. Wir sollen mit Christus hinabsteigen in die Tiefen unseres Menschseins, in die innersten Bereiche unseres Schattens, um alles in uns zu verwandeln. Erst dann können wir aufsteigen in die himmlischen Bereiche, in denen wir dann alles in uns miteinander verbinden. Dann erst erleben wir die Fülle unseres Menschseins. Der Mut, hinabzusteigen in die Tiefen meiner Seele, führt dazu, dass ich mit beiden Füßen auf der Erde stehe. Das lateinische Wort für Demut ist *humilitas*, das mit dem Wort *humus* für Erde zusammenhängt. Demut ist der Mut, die eigene »Erdhaftigkeit« anzunehmen.

Die Sprache in der Regel erinnert an dieses Hinabsteigen in die Tiefen der Seele, wenn Benedikt schreibt: »Wenn wir also den höchsten Gipfel der Demut erreichen und rasch zu jener Erhöhung im Himmel gelangen wollen, zu der wir durch die Demut in diesem Leben aufsteigen, dann ist [...] jene Leiter zu errichten, die Jakob im Traum erschienen ist. Auf ihr sah er Engel herab- und hinaufsteigen« (RB 7,5f – Gen 28,12). Nach Benedikt hat diese Leiter zwölf Sprossen, die er als die zwölf Stufen der Demut interpretiert. Im Folgenden möchten wir diese zwölf Stufen auf dem Hintergrund der Tiefenpsychologie C. G. Jungs als Schritte von der starren Persona hin zum Selbst, von der Erfahrung der inneren Abgründe hin zur Ganzheit, vom Schattenbereich zum Licht interpretieren.

Die erste Stufe können wir die Stufe der Achtsamkeit nennen. Auf unseren Alltag übertragen meint das, dass wir unser Denken, Reden und Tun aufmerksam beobachten und dabei wissen, dass Gott zu jeder Zeit auf uns schaut und in unserem Denken gegenwärtig ist. Die Gegenwart Gottes in allem, was wir denken und tun, verweist uns darauf, dass wir in allem auf Gott und damit auch auf unser Gewissen bezogen sind. Wir sollen also ganz bewusst uns selbst wahrnehmen und uns mit Gott konfrontieren, der uns auf Herz und Nieren prüft (vgl. RB 7,14 – Ps 7,10). Auf der ersten Stufe dieses Weges geht es also um die Bezogenheit auf Gott. Das ist für C. G. Jung das Kriterium echten Menschseins: »Die entscheidende Frage für den Menschen ist: Bist du auf Unendliches bezogen? Das ist das Kriterium seines Lebens [...] Wenn man versteht und fühlt, dass man schon in diesem Leben an das Grenzenlose angeschlossen ist, ändern sich Wünsche und Einstellung. Letzten Endes gilt man nur wegen des Wesentlichen, und wenn man das nicht hat, ist das Leben vertan« (Jung, Erinnerungen 327f).

Benedikt spricht in diesem Zusammenhang auch von den Engeln, die jedem von uns zugewiesen sind und Gott über unser Wirken berichten. Der Engel ist ein Bild für das Gewissen, für unsere innere Stimme, die alles, was sich in uns regt, auf Gott bezieht.

Auf der zweiten Stufe dieses Weges geht es um das Loslassen des Eigenwillens. Dabei erinnert Benedikt an das Wort Jesu: »Ich bin nicht gekommen, meinen Willen zu tun, sondern den Willen dessen, der mich gesandt hat« (RB 7,32 – Joh 6,38). Der Wille Gottes – so sagt Paulus – ist unsere Heiligung (1 Thess 4,3), unser Weg zur Ganzwerdung, sodass wir der Mensch werden, der wir von Gott her sind. Der Wille Gottes ist nicht etwas, das uns sozusagen als etwas Fremdes von außen übergestülpt wird, sondern er entspricht dem, was wir in uns spüren, wenn wir ganz still werden und mit unserem Selbst in Berührung kommen. Dann ist das, was wir in dieser Stille aus unserem eigenen Selbst heraus wollen, identisch mit dem Willen Gottes. C. G. Jung schreibt in seinen Erinnerungen dazu: »Ich hatte erfahren, dass ich Gott ausgeliefert bin, sodass es auf nichts anderes ankommt, als seinen Willen zu erfüllen. Sonst bin ich dem Unsinn preisgegeben« (Jung, Erinnerungen 46).

Die dritte Stufe dieses Weges bezieht sich auf den Gehorsam gegenüber dem Oberen. Hier stellt Benedikt seinen Mönchen Jesus als Vorbild dar: »Er war gehorsam bis zum

Tod« (RB 7,34 – Phil 2,8). Gehorsam bedeutet aber zuerst, auf Gott zu hören, auf die Stimme Gottes zu horchen, die in unserem eigenen Inneren erklingt. Diese Stimme will uns von den vielen Stimmen befreien, die wir ständig in uns und um uns herum hören und die uns oft genug durcheinanderbringen. Die Stimme Gottes führt uns zu unserer eigenen Stimmigkeit.

Die vierte Stufe hat die Schwierigkeiten und Widrigkeiten zum Thema, die uns begegnen, wenn wir dem Willen Gottes gehorchen. Das bedeutet zum Beispiel, nicht gleich davonzulaufen, wenn uns Unrecht geschieht, sondern standhaft zu bleiben, sich selbst treu zu bleiben. Dann lassen wir uns auch von Verletzungen durch andere nicht aus unserer inneren Mitte bringen.

Die vierte Stufe beschreibt die innere Kraft, die uns zuwächst, wenn wir im Einklang sind mit unserem Selbst. Wir geben dann nicht anderen die Schuld, wenn es uns schlecht geht, weichen nicht aus in die Opferrolle. Vielmehr bleiben wir zuversichtlich und voller Hoffnung, auch wenn wir von dem verletzenden Verhalten anderer geprüft werden. Benedikt zitiert in diesem Zusammenhang aus dem Römerbrief: »All das überwinden wir durch den, der uns geliebt hat« (RB 7,39 – Röm 8,17). Wie Jesus in der Bergpredigt empfiehlt, fühlen wir uns dann nicht ohnmächtig gegenüber dem Unrecht, sondern reagieren kreativ darauf: »Auf die eine Wange geschlagen, halten sie auch die andere hin [...] zu einer Meile gezwungen, gehen sie zwei« (RB 7,42 – Mt 5,39–41). Wenn wir unsere Würde in Gott erfahren, wenn wir in unserem Selbst eins mit Gott sind, dann kann uns niemand diese Würde nehmen. Statt mit dem anderen voller Groll eine Meile zu gehen, gehen wir zwei mit ihm, um ihn unterwegs als Freund zu gewinnen.

Auf der fünften Stufe geht es darum, sich gegenüber anderen zu öffnen, sich und anderen die eigenen Schwächen zu bekennen. Im Fall der Mönche heißt das, dem Abt alle bösen Gedanken, die sich in das eigene Herz schleichen, zu offenbaren (RB 7,44). Das entspricht der therapeutischen Praxis, bei der der Klient das, was in ihm an bewussten Gedanken, aber auch an Bildern, die aus dem Unbewussten aufsteigen, auftaucht, mit dem Therapeuten bespricht. Indem man das, was man am liebsten unter Verschluss halten würde, wofür man sich schämt, offen sagt, fühlt man sich von diesen Gedanken befreit. Man lernt, mit diesen Gedanken und Gefühlen aktiv umzugehen, anstatt sich von ihnen beherrschen zu lassen und sich dabei in endlosen Grübeleien zu verlieren.

Die sechste Stufe der Demut erscheint auf den ersten Blick als Bild für die eigene Selbstentwertung. Benedikt schreibt, der Mönch solle zufrieden sein mit dem Allergeringsten und sich für einen schlechten und unwürdigen Arbeiter halten (RB 7,49). Das erinnert an die Worte Jesu: »Wir sind unnütze Sklaven: Wir haben nur unsere Schuldigkeit getan« (Lk 17,10). Jesus will mit diesen Worten der Gefahr begegnen, sich über andere zu stellen, sich als etwas Besseres zu fühlen. In Bezug auf die Mönche sah Benedikt die Gefahr, dass sie sich durch ihren spirituellen Lebenswandel und ihre Askese über die Menschen »außerhalb der Klostermauern« erheben und denken, sie seien etwas Besonderes. Dagegen sind schon die Wüstenväter vorgegangen. Einer von ihnen meinte, sie sollten sich nichts darauf einbilden, dass sie in die Wüste gezogen sind, um hier einem edlen Lebenswandel zu folgen, weil sie die Welt als so verdorben ansehen. Stattdessen sollten sie sich darüber bewusst sein, dass sie »bissige Hunde« seien und in die Wüste gezogen sind, damit der Hund in ihnen andere nicht anfällt.

Benedikt gebraucht nicht das Bild des Hundes, sondern das des Lasttieres. Wir sollten uns also darüber im Klaren sein: »Wie ein Lasttier bin ich vor dir, und bin doch immer bei dir« (RB 7,50 – Ps 73,22f). Dieses Bild bewahrt uns auf der einen Seite davor, Spiritualität als Flucht in die Grandiosität zu missbrauchen, auf der anderen Seite hindert es uns daran, in Selbstvorwürfen zu versinken, wenn wir unserer eigenen Schwäche begegnen und uns beschimpfen, weil uns Fehler unterlaufen sind. Zudem ist das ein Heilmittel gegenüber zu hohen Selbstbildern, dass wir immer ganz von Gottes Liebe erfüllt und uns mit Gott eins fühlen müssten. Manchmal gehen wir wie ein Lasttier unseren Weg, machen sozusagen einfach unsere Arbeit, gehen unserer Pflicht nach, auch wenn die Lasten drücken. Aber wir gehen weiter. Wir tragen weiterhin die Last unserer Empfindlichkeit, unserer schlechten Laune, unserer Verletzlichkeit in der Hoffnung, dass Gott uns auch durch solche dunklen und schweren Wege im Innern verwandelt.

Die siebte Stufe klingt für uns heute ebenfalls etwas befremdlich. Benedikt fordert hier, dass sich der Mönch für niedriger und geringer hält als andere Menschen. Doch wenn man es durch die tiefenpsychologische Brille betrachtet, erinnert C. G. Jung immer wieder daran, dass jede Gabe immer auch einen Gegenpol hat, dass das helle Licht, das wir in die Welt tragen, auch eine dunkle Schattenseite hat. Manchmal begegnen wir dieser Schattenseite. Benedikt zeigt uns, wie wir dann damit umgehen sollen: nicht mit Enttäuschung, Selbstvorwürfen und Selbstanklagen, sondern indem wir uns sagen: »Gut war es für mich, dass du mich erniedrigt hast, so lerne ich deine Gebote« (RB 7,54 – Ps 119,71–73). Manchmal ist es hilfreich, dass wir auf die Nase fallen, dass uns ein Fehler passiert, damit wir frei werden von dem Ehrgeiz, immer höher auf der Vollkommenheitsleiter zu klettern. In der Schule Gottes lernen wir, was er von uns will, was er uns zutraut und auch zumutet. Jung unterstreicht diese Sicht Benedikts, wenn er darauf hinweist, dass »die Anmaßung des Ich nur durch moralische Niederlagen gedämpft werden« kann. Das befreit uns von unserem Pharisäertum und führt uns zur Bescheidenheit als Bedingung für die innere Ruhe (Jung, Band 9/II § 47).

Auf der achten Stufe geht es um Tradition und Einmaligkeit. Benedikt fordert, dass der Mönch nur das tut, »wozu ihn die gemeinsame Regel des Klosters und das Beispiel der Väter mahnen« (RB 7,55). Diese Worte scheinen zunächst alle Originalität und Kreativität einzuschränken. Worum es jedoch wirklich geht, wird deutlich, wenn wir uns auf die Spur des niederländischen Theologen und Psychologen Henri J. M. Nouwen begeben. Auf der Suche nach seinem Weg hatte er sich für sieben Monate in ein Trappistenkloster zurückgezogen. Hier entdeckte er die Worte

Benedikts neu für sich. Er schreibt, er habe in sich immer »ein seltsames Verlangen gehabt, anders zu sein als andere Menschen [...] Ich wollte etwas anderes, etwas Besonderes sagen, schreiben oder tun, auf das man aufmerksam werden und über das man sprechen sollte« (Nouwen 76). Um das zu erreichen, wollte er das Wort Gottes ganz neu interpretieren und aufmachen und so Eindruck in der Öffentlichkeit schinden. In diesem Moment hat er die Worte der Regel und das Leben der Mönche als heilsam erfahren, weil sie dazu aufrufen, sich einfach auf das Leben einzulassen, sich von dem Druck zu befreien, etwas Besonderes sein zu müssen. Nouwen erkannte darin das Geheimnis dieses Sich-Einlassens auf das ganz Normale und Alltägliche: »Das Geheimnis der Liebe Gottes besteht darin, dass wir in dieser Gleichheit unsere Einmaligkeit entdecken« (Nouwen 78). Es geht nicht darum, unsere Einmaligkeit zu verleugnen, sondern sie gerade im Gewöhnlichen zu entdecken. Der chinesische Weise Lao Tse sagt: Tao (der Weg) ist das Gewöhnliche. Indem wir uns auf das Gewöhnliche einlassen, sind wir auf dem Weg zu unserem wahren Selbst und auf dem Weg zu Gott.

Die neunte Stufe der Demut beschäftigt sich mit der Aufgabe, dass »der Mönch seine Zunge vom Reden zurückhält«, also nur redet, wenn er gefragt wird. In Talkshows erleben wir es oft, dass sich Menschen vordrängen und anderen das Wort abschneiden, um möglichst viel zu reden. Das hinterlässt oft einen unangenehmen Eindruck. Man hat das Gefühl: Der oder die braucht das, muss sich damit beweisen und definiert sich nur darüber, dass er oder sie die Hauptrolle spielt. Wer in seiner Mitte ruht, der spricht nur, wenn er gefragt wird oder wenn er in sich spürt, jetzt etwas sagen zu müssen. Aber er spricht nur, wenn er wirklich etwas zu sagen hat, und nicht, damit sich die ganze Aufmerksamkeit auf ihn richtet.

Die zehnte Stufe scheint uns heute befremdlich: »Der Mönch ist nicht leicht und schnell zum Lachen bereit, steht doch geschrieben: Der Tor bricht in schallendes Gelächter aus« (RB 7,59 – Sir 21,20). Heute wissen wir, dass Lachen gesund ist, dass es uns guttut, über uns selbst und über ein Missgeschick zu lachen. Darauf bezieht sich Benedikt hier auch nicht. Er hat vielmehr das Auslachen, das Vorführen anderer dabei im Sinn. Das führt oft zu tiefen seelischen Verletzungen. Denn dagegen kann man sich kaum wehren. Reagiert man verletzt auf solche »Witze«, dann heißt es, man würde keinen Spaß verstehen. Aber echter Humor verletzt nicht, sondern schenkt gemeinsame Heiterkeit und Leichtigkeit. Wenn ich jemanden lächerlich mache, übe ich Macht aus und stelle mich über ihn.

Auf der elften Stufe geht es um die Art des Sprechens: »Der Mensch spricht ruhig und ohne Gelächter, demütig und mit Würde wenige und vernünftige Worte und macht kein Geschrei« (RB 7,60). Wie jemand spricht und was er sagt, sagt immer auch etwas über den Sprechenden aus. Wer zu viel redet, der sucht häufig Beachtung, stellt sich in den Mittelpunkt. Oder er ist einsam und verliert dann das Gespür für ein echtes Gespräch, das eben etwas anderes ist als ein Monolog. Das ruhige Sprechen ist Ausdruck eines Menschen, der sich auf die anderen einlässt, aber frei ist von dem Drang, sich beweisen und darstellen zu müssen.

Er ist einfach er selbst, hört zu und sagt dann etwas, wenn er spürt, dass es angemessen ist und ein Segen für den anderen.

Die zwölfte Stufe beschäftigt sich mit dem körperlichen Ausdruck von Demut. Benedikt fordert, dass der Mönch in seiner ganzen Körperhaltung die Demut zum Ausdruck bringt. Die Beschreibung dieser Körperhaltung erscheint uns heute wiederum fremd: Der Mönch soll immer sein Haupt geneigt halten. Diese Forderung Benedikts ist sicher zeitbedingt. Trotzdem steckt Weisheit darin: Es gibt Menschen, die durch ihre Körperhaltung Arroganz ausdrücken, andere Unruhe, Zerrissenheit oder aber Unsicherheit und Angst. Wer sich von seinem Ego her definiert, der macht sich möglichst groß und breit und baut sich vor anderen auf.

Ein demütiger Mensch dagegen ruht einfach in sich. Er strahlt Milde, Zuneigung, Offenheit aus. Dazu gibt es eine Geschichte, die heute ebenfalls etwas fremd klingt. Der Kirchenvater Athanasius der Große war dabei, als man die Tür zu dem Kastell aufbrach, in der Antonius zwanzig Jahre lang eingemauert gelebt hatte, um dort allein gegen die Dämonen zu kämpfen. Er schreibt über Antonius: »Die Verfassung seines Innern war rein; denn weder war er durch den Missmut grämlich geworden noch in seiner Freude ausgelassen, auch hatte er nicht zu kämpfen mit Lachen oder Schüchternheit; denn der Anblick der großen Menge brachte ihn nicht in Verwirrung, man merkte aber auch nichts von Freude darüber, dass er von so vielen begrüßt wurde. Er war vielmehr ganz Ebenmaß, gleichsam geleitet von seiner Überlegung, und sicher in seiner eigentümlichen Art« (Athanasius, Vita Antonii, Kap 14). Der Leib drückt die Seele aus. Die Verwandlung geschieht eben nicht allein im Geist, sondern sie bezieht auch den Leib mit ein.

Das Ziel dieser zwölf Stufen ist für Benedikt die Erfahrung der »vollendeten Gottesliebe, die alle Furcht vertreibt« (RB 7,67). Dann braucht der Mönch sich nicht mehr dazu zu zwingen, die Gebote Gottes zu erfüllen und den Nächsten zu lieben. Das Verhalten, das der Botschaft Jesu entspricht, geschieht wie von selbst, »gleichsam natürlich und aus Gewohnheit, [...] aus guter Gewohnheit und aus Freude an der Tugend« (RB 7,68f). Wer zu seinem Selbst gefunden hat, der spricht und handelt ganz im Geist Jesu, weil es seinem Innersten entspricht. C. G. Jung meint, dass das Leben im Geist Jesu »der psychologische Prototyp des einzig sinnvollen Lebens ist, nämlich eines Lebens, welches nach der individuellen, das heißt, absoluten und unbedingten Verwirklichung seines ihm eigentümlichen Gesetzes ist« (Jung, GW 17 § 310). Wer mit seinem Selbst in Berührung gekommen ist, der lebt von sich aus, seinem Wesen entsprechend das, was uns Jesus selbst vorgelebt und wozu er uns aufgerufen hat. In diesem Sinn zitiert Jung den Grundsatz von Tertullian: *Anima naturaliter christiana* (Jung, GW 17 § 310) – unsere Seele ist von Natur aus christlich, sie verwirklicht sich selbst, wenn sie aus dem Geist Jesu lebt. Denn das entspricht unserem tiefsten Wesen.

Beten und Selbsterkenntnis, Beten und Schattenarbeit

Heute fünf Mal am Tag, zur Zeit Benedikts sieben Mal am Tag singen die Mönche den Lobpreis Gottes. Und auch die übrige Zeit wird von Gebetszeiten strukturiert und geprägt. Manche meinen, das viele Gebet sei für die Mönche eine Pflichtübung, die sie vor Gott verrichten. Doch wenn wir die wenigen Aussagen Benedikts über das Gebet auf dem Hintergrund der Spiritualität der Wüstenväter betrachten, erkennen wir, dass er das Gebet als einen zentralen Weg zu ehrlicher Selbsterkenntnis verstand. Von der Psychologie C. G. Jungs her können wir das Gebet auch als Schattenarbeit verstehen, als einen Weg, den eigenen Schatten zu erkennen und ihn zugleich zu reinigen und zu verwandeln. Jung spricht von der »Mutprobe«, seinem eigenen Schatten zu begegnen. Er schreibt dazu: »Der Schatten [...] ist ein lebendiger Teil der Persönlichkeit und will darum in irgendeiner Form mitleben. Man kann ihn nicht wegbeweisen oder in Harmlosigkeit umvernünfteln« (Jung, GW 9/1 § 44). Dabei erfährt der Mensch seine eigene Hilflosigkeit. »Man muss es sich schon zugestehen: Es gibt Probleme, die man mit den eigenen Mitteln schlechthin nicht lösen kann« (Jung, GW 9/1 § 44). Im Zusammenhang mit dem Eingeständnis der eigenen Hilflosigkeit und dem Angewiesensein auf innere Einfälle und Impulse spricht Jung vom Gebet, in dem »hilfreiche Kräfte« vorhanden sind, die in der tieferen Natur des Menschen schlummern. Im Gebet können diese hilfreichen Kräfte erwachen. So schreibt er: »Das Gebet erfordert bekanntlich eine sehr ähnliche

Einstellung und hat daher auch entsprechende Wirkung« (Jung, GW 9/1 § 44). Mit der ähnlichen Einstellung meint er die Offenheit für die inneren Einfälle, die oft im Gebet in uns aufscheinen. Das Gebet bedeutet für ihn aber nicht nur die Begegnung mit dem Schatten, sondern ist auch »ein Energieaufruf an die archetypischen Kraft- und Wirkfelder im eigenen Inneren« (Schnocks 56). Es verleiht uns also eine Kraft, die uns befähigt, dem Schatten zu begegnen und ihn zu integrieren.

Im gemeinsamen Chorgebet beten die Mönche vor allem Psalmen. Diese beschreiben häufig sehr drastisch die Schattenseiten menschlichen Daseins. Sie sprechen von unserer Wut und unserem Ärger, von unserem Neid auf jene, die sich an keine Regeln halten und denen es trotzdem so gut geht, während es uns trotz aller Frömmigkeit oft so schlecht geht.

Im Chorgebet werden wir also gezwungen, ehrlich auf uns selbst zu schauen. Die Psalmen decken unsere eigenen Schattenseiten auf, aber sie bringen sie immer vor Gott zur Sprache. Wenn die Mönche die Psalmen beten, können sie das nur, indem sie sich ihre eigenen Schattenseiten eingestehen und Gott darum bitten, sie in Vertrauen und Zuversicht und letztlich in Liebe zu verwandeln.

Aber nicht nur die Psalmen selbst decken die Schattenseiten der Mönche auf. In vielen Konventen wird die gemeinsame Liturgie zum Streitobjekt. Mitbrüder sind unzufrieden mit der Art, wie man betet oder singt. In dieser Unzufriedenheit offenbart sich oft der Schatten von jenen, die sich vordergründig auf die Gemeinschaft einlassen und beim Chorgebet auf einmal ihre eigenen Wünsche durchsetzen wollen. Der Ärger über das gemeinsame Chorgebet ist daher häufig der Schatten derer, die überzeugt sind, sich ganz und gar für die Gemeinschaft einzusetzen.

Auf dem Hintergrund der Jungschen Psychologie wollen wir nun einige Aussagen Benedikts zum Gebet genauer betrachten. Benedikt beginnt das kurze Kapitel der Regel über die Haltung beim Gottesdienst mit den Worten: »Überall ist Gott gegenwärtig, so glauben wir, und die Augen des Herrn schauen an jedem Ort auf Gute und Böse. Das wollen wir ohne Zweifel ganz besonders dann glauben, wenn wir Gottesdienst feiern« (RB 19,1). In der Gegenwart Gottes leben bedeutet, dass wir alles, was in uns an Gedanken und Emotionen auftaucht, immer wieder in die Begegnung mit Gott hineinhalten. Wir beziehen also alles, was sich in uns regt, auf Gott, damit es durch die Begegnung mit ihm gereinigt wird. Das erläutert Benedikt durch drei Psalmzitate noch näher. Das erste ist: »Dient dem Herrn in Furcht!« (Ps 2,11). Furcht hat hier nichts mit Angst vor Gott zu tun, sondern meint die absolute Offenheit für ihn, das Durchdrungensein von Gottes geheimnisvoller Nähe. Beten bedeutet für Benedikt daher, alles, was in uns ist, auch unsere Schattenseiten, vor Gott aufzudecken und von seiner Liebe durchdringen und verwandeln zu lassen.

Das zweite Zitat ist: »Singt die Psalmen in Weisheit!« (Ps 47,8). »In Weisheit«, lateinisch *sapienter* meint hier, dass wir in den Worten, die wir beten, Gott selbst erfahren, dass wir einen Geschmack von Gott bekommen. Das bedeutet aber auch, dass wir in der Begegnung einen neuen Geschmack für die destruktiven Gefühle bekommen, die wir in den Worten der Psalmen zum Ausdruck bringen. Wir ärgern uns dann nicht über das, was in uns ist, sondern gehen freundlich damit um, sodass wir es anders »schmecken«, anders empfinden.

Das dritte Zitat lautet: »Vor dem Angesicht der Engel will ich dir Psalmen singen« (Ps 138,1). Die Engel drücken zum einen die konkrete Gegenwart Gottes aus, zum anderen schauen sie ihn auch. Das meint nicht, dass wir wie Engel werden sollen, sondern wir dürfen als die, die sich ihrer eigenen Wahrheit stellen, auf Gott schauen.

Im Chorgebet kommt aber noch ein anderer Aspekt zum Ausdruck: Die Mönche schließen am Abend ihr Chorgebet mit dem *Salve Regina*, in dem Maria als *vita*, als Leben und *dulcedo*, Süßigkeit besungen wird. In der Jungschen Psychologie wird dieses marianische Lied als ein »Aufruf der archetypischen Energie der Gottesmutter, einem weiblich-matriarchalen Gottheitsaspekt« betrachtet. »Die Kräfte aus diesem archetypischen Wirkfeld werden aufgerufen und somit zum Ich-Bewusstsein des Betenden gerufen« (Schnocks 58). Jung beschreibt hier die psychologische Seite des Gebets. Doch daran zeigt sich auch, dass wir Mönche nicht etwas Altmodisches und Überholtes singen, sondern dass die Liturgie eine heilende Wirkung auf unsere Seele hat.

Die wichtigste Haltung beim Psalmenbeten beschreibt Benedikt so: »Stehen wir so beim Psalmensingen, dass Herz und Stimme in Einklang sind – *ut mens nostra concordet voci nostrae*« (RB 19,7). *Mens* meint hier den innerlichsten, gottzugewandten Seelengrund, *vox* dagegen das Wort, die

Stimme Gottes. Im Psalmengebet geht es also darum, dass unser Seelengrund mit dem Wort Gottes eins wird, dass alles, was in uns ist, vom Wort Gottes verwandelt wird. Diese Verwandlung geschieht, indem wir in den Psalmworten alle unsere Emotionen vor Gott zum Ausdruck bringen. Der Wüstenvater Johannes Cassian meint, wenn wir die Psalmen beten, würden wir gleichsam selbst zum Dichter. Wir drücken in den Psalmworten unsere eigenen Emotionen und unsere eigenen Schattenseiten aus.

Die Psalmen sind keine frommen oder frömmelnden Worte, sie bringen ganz im Gegenteil in aller Offenheit und Ehrlichkeit alle Zweifel, allen Ärger, Hass, Neid, alle Wut vor Gott zum Ausdruck, in der Hoffnung, dass sie durch das Aussprechen und Hinhalten Gott gegenüber verwandelt werden. Das Chorgebet ist also eine spirituelle Art der Schattenarbeit, der Verwandlung der eigenen Schattenseiten, die durch die Psalmworte ans Licht gehoben werden. Die Psalmworte sind Bilder, die unsere persönlichen Erfahrungen und alles, was in unserem Unbewussten diffus vorhanden ist an Gefühlen und Leidenschaften, an verdrängten Bedürfnissen und Emotionen, vor Gott zur Sprache bringen. Indem wir das, was wir selbst oft nicht in Worte fassen können, in den Bildern der Psalmen vor Gott ausdrücken und ihm hinhalten, stellen wir uns der eigenen Wahrheit und vertrauen darauf, dass alles Verdrängte, dass alle Schattenseiten in uns von Gott verwandelt werden.

Eine andere Bemerkung Benedikts über das persönliche Gebet können wir letztlich nur verstehen, wenn wir sie mit der Erfahrung der Wüstenväter zusammen sehen:

»Wir sollen wissen, dass wir nicht erhört werden, wenn wir viele Worte machen, sondern wenn wir in der Lauterkeit des Herzens *(in puritate cordis)* und mit Tränen der Reue *(compunctione lacrimarum)* beten« (RB 20,4). Die Reinheit des Herzens ist das Ziel des spirituellen Weges, wie ihn die Wüstenväter verstanden haben. Wir erlangen sie aber nur, wenn wir alles, was in unserem Inneren auftaucht, Gott hinhalten und von ihm reinigen lassen.

Johannes Cassian definiert die Reinheit des Herzens als Liebe. Wenn unsere Schattenseiten durch den ehrlichen Umgang mit unserer inneren Wahrheit gereinigt worden sind, dann erst sind wir fähig zur wahren Liebe. Das entspricht dem Verständnis von Liebe, wie etwa Peter Schellenbaum, ein Jungschüler, es ausdrückt: »Die alte Liebe im Halten und Gehaltensein, im Haften und Verhaftetsein, die Liebe aus Schwäche und Verzweiflung hat er hinter sich gelassen. Er findet sich in einer Liebe vor, die Liebesferne und Ungeliebtsein umfasst, eine Liebe, die Einsamkeit einbezieht, nüchtern und glühend zugleich, eine Liebe, die nichts Bestimmtes will und deshalb verfügbar und offen ist, eine Liebe, die Liebeswunden heilt, indem sie auch diese liebt« (Schellenbaum 174). Diese Art von Liebe strömt aus dem Selbst. Wir lieben dann nicht nur, wir sind Liebe geworden, die dann auch unsere Schattenseiten durchdringt.

Der andere Punkt, den Benedikt als Voraussetzung für das Erhören der Gebete nennt, sind die »Tränen der Reue«. Tränen sind für die Wüstenväter immer ein Zeichen, dass man Gott wirklich erfahren hat. Im Lateinischen steht hier eigentlich nicht das Wort für »Reue«, sondern *compunctio*, das meint eher ein Ergriffensein von Gott. Isaak der Syrer sagte einmal: Wenn wir Gott wirklich nahekommen, beginnen unsere Augen Tränen zu vergießen. Und auch für Evagrius Ponticus gibt es keine wirklich tiefe Gotteserfahrung ohne Tränen. Die Tränen sind der leibliche Ausdruck der erfahrenen Gegenwart des liebenden Gottes.

Beide – Reinheit des Herzens und Tränen der Reue oder Ergriffenheit – beschreiben ein Gebet, in dem wir unsere ganze Wahrheit, alles Verdrängte, alle Schattenseiten, alles innere Chaos Gott hinhalten, damit seine Liebe alles in uns verwandelt. So ist das Gebet für Benedikt der Weg zum Selbst, den C. G. Jung in anderen Worten ebenfalls beschrieben hat. Jung spricht vom Selbst als der Mitte des Menschen, in der alles miteinander verbunden ist. In der Spiritualität spricht man vom wahren Selbst, vom Ebenbild Gottes, von dem einmaligen, unverletzten und ungetrübten Bild, das Gott sich von uns gemacht hat. Im Beten kommen wir mit diesem unverfälschten und ursprünglichen Bild in uns in Berührung.

Die heilende Kraft der Rituale

Benedikt hat das Leben der Mönche ritualisiert. Das bezieht sich nicht nur auf das gemeinsame Chorgebet, sondern auch auf die Gestaltung des ganzen Tages. Da gibt es eigene Rituale, wie die Mönche den Tischdienst am Anfang der Woche beginnen und wie sie ihn vollenden und an die Nachfolgenden weitergeben. Da gibt es Rituale, wie Mönche einander grüßen. Und es gibt Rituale für die Aufnahme von Gästen. Benedikt beschreibt dieses Ritual sehr genau in der Regel: Bei der Begrüßung verneige man sich vor ihnen, »werfe sich ganz zu Boden und verehre so in ihnen Christus, der in Wahrheit aufgenommen wird« (RB 53,7). Im Anschluss daran solle man die Gäste zum Gebet mitnehmen, dann erst setze sich der Abt zu ihnen. Wenn junge Männer in die klösterliche Gemeinschaft aufgenommen werden, gibt es ebenfalls feste Rituale. Eines davon ist, dass der Novize den Vers »Nimm mich auf, Herr, nach deinem Wort, und ich werde leben; lass mich in meiner Hoffnung nicht scheitern« singt. Dann wirft sich der neue Bruder jedem Einzelnen zu Füßen, damit er für ihn betet. »Von dieser Stunde an wird er zur Gemeinschaft gerechnet« (RB 58,21.23).

Unser heutiges Leben im Kloster ist vor allem geprägt durch die vielen Rituale im Lauf des Kirchenjahres. Im Advent beginnen wir beispielsweise das Abendessen am Samstag im Dunkeln. Beim Singen des adventlichen Rufes »*Rorate coeli* – Tauet, ihr Himmel« werden die Kerzen am Adventskranz angezündet. Und auch an Weihnachten, an Silvester, in der Fastenzeit, in der Karwoche und an Ostern gibt es eigene Bräuche. Das ganze Leben ist von Ritualen geprägt.

Auch für C. G. Jung waren Rituale von zentraler Bedeutung – und das in dreifacher Hinsicht:

1 Sie transformieren die »Libido«, die Lebensenergie, in geistige Energie. Sie sind also Energiespender. Viele meinen, sie könnten die Probleme ihres Lebens durch eigene Willenskraft bewältigen. Doch angesichts schwie-

riger (Lebens-)Aufgaben erkennen wir, dass Rituale helfen, diese zu bestehen. Durch sie »werden nämlich tiefere emotionale Kräfte ausgelöst« (Jung, GW 8 § 86).

2 Rituale stiften Sinn. Jung meint, ohne Rituale würde das Leben leer und sinnlos. Heute leiden viele Menschen an der Banalität ihres Lebens, sie spüren darin oder dahinter keinen Sinn mehr. Rituale zeigen uns, dass unser Leben sinnvoll ist, ja, dass es einen göttlichen Wert hat, dass wir »Schauspieler im göttlichen Drama sind. Das ist das Einzige, was dem menschlichen Leben Sinn verleiht; alles andere ist banal, und man kann es beiseitelassen« (Jung, GW 18/1 § 630). C. G. Jung meint, dass die Menschen, die keinen tieferen Sinn in ihrem Leben sehen, aus der Tretmühle des Alltags nicht »herauskommen, aus diesem schrecklichen, zermürbenden, banalen Leben, wo sie ›nichts als‹ sind. Im Ritual sind sie der Gottheit nahe; sie sind sogar göttlich« (Jung, GW 18/1 § 627).

3 Rituale haben eine heilende Wirkung auf die Seele des Menschen. Jung beobachtete, dass manche seiner Patienten in ihrem Heilungsprozess instinktiv ähnliche Rituale entwickelten, wie sie in vielen Religionen von alters her praktiziert werden. Daher nimmt Jung die Rituale »als Methoden geistiger Hygiene« ernst. Für ihn haben sie die Aufgabe, »sich gegen die unerwarteten, gefährlichen Tendenzen des Unbewussten zu verteidigen« (Jung, GW 11 § 32). Rituale helfen uns, uns gegen ungebändigte Kräfte, die aus dem Unbewussten in

> uns aufsteigen, zu wehren. Riten sind für Jung gleichsam Wächter, die den Menschen vor den Gefahren der Psyche und vor allem vor den selbstständig erscheinenden Mächten des Unbewussten schützen.

Auch in der chinesischen Kultur sind Rituale sehr wichtig. Es gibt ein chinesisches Sprichwort, das sagt: »Die Zeit ist wie Pfeile.« Hsin-Ju hat von diesem Sprichwort her das Bild entwickelt: Rituale sind wie die Zielscheibe. Ohne Zielscheibe gehen die Pfeile ins Leere, wird unsere Zeit ziellos und banal. Die Zielscheibe fängt die Pfeile auf. So bekommen sie ein Ziel, einen Sinn. Ohne Rituale würde die Zeit ziellos an uns vorüberziehen. Wir brauchen Rituale, um in der Zeit innezuhalten, um Halt zu finden in der Zeit.

Jung kommt in seinen Schriften häufiger auf die Bedeutung der Rituale für den Prozess der Individuation zu sprechen. Einmal schreibt er vom Ritual als dem »Ausdruck archetypischer Erwartungen des Unbewussten« und von der Fähigkeit, uns mit den unbewussten Wurzeln, aus denen wir leben, zu verbinden (Jung, Briefe II, 440). Ohne diese Wurzeln, die bis ins kollektive Unbewusste reichen und uns mit der Weisheit unserer Seele in Berührung bringen, ist ein gesundes und erfülltes Leben nicht möglich. Durch Rituale »werden psychische Energien in Gang gesetzt« und sie bringen »die Gläubigen miteinander in Kontakt, wodurch eine krankmachende Isolierung aufgehoben werden kann« (Schnocks 60). Klösterliche Rituale tun dem Mönch gut. Sie haben eine heilende Wirkung auf seine Seele und bringen ihn in Berührung mit dem Numinosen, mit dem Geheimnis Gottes. Für den Jungianer Dieter Schnocks haben die Rituale »in vieler Hinsicht energetisierende Funktionen« (Schnocks 60). Sie verbinden die Menschen miteinander und bewahren sie so vor einer krankmachenden Isolierung, wie wir sie heute häufig in unserer Gesellschaft beobachten.

Es genügt allerdings nicht, Rituale einfach zu wiederholen. Sie brauchen eine ständige Erneuerung und immer wieder eine neue Deutung, damit sie für die Menschen, die sie vollziehen, sinnvoll und hilfreich sein können. In den 70er-Jahren des letzten Jahrhunderts haben wir als junge Mönche gegen viele Rituale, die im Kloster praktiziert wurden, rebelliert, weil wir deren Sinn nicht mehr verstanden haben. Die Beschäftigung mit C. G. Jung hat uns die Augen dafür geöffnet, dass diese Rituale auch heute eine heilende Wirkung haben können, wenn wir sie bewusst vollziehen. Rituale geben uns ein Gespür für den Wert, den unser Leben hat. In der griechischen Tradition wurden Rituale folgendermaßen begründet: Weil unser Leben ein Fest ist, gestalten wir es durch Rituale. Rituale zeigen uns also, dass alles, was wir tun, einen göttlichen Wert hat und uns mit Gott verbindet.

Der Abt als Bild für die Integration von Anima und Animus

Für Benedikt spielt der Abt als Führungspersönlichkeit im Kloster eine herausragende Rolle. Daher gibt es in seiner Regel zwei Kapitel, in denen er beschreibt, welche Aufgaben der Abt im Kloster hat, aber auch, welche Haltungen und welches Selbstverständnis er mitbringen sollte für dieses Amt. Wenn man die Beschreibung des Abtes mit den Grundlagen der Jungschen Psychologie vergleicht, so könnte man sagen: Der Abt soll sich selbst ganz genau kennen. Zudem sollte er die gegensätzlichen Pole, die in jedem Menschen zu finden sind und ihn auch ausmachen, wahrgenommen und integriert haben, damit er nicht seine verdrängten Schattenseiten auf seine Brüder projiziert. Wenn man bei der Betrachtungsweise der Jungschen Theorien bleibt, gehören zu diesen Polen auch Anima und Animus.

Die Integration von Anima und Animus ist nach C. G. Jung ein zentrales Thema für die eigene Selbstwerdung. Die Beschreibung des Abtes entspricht dem, was der Jungianer Robert A. Johnson über die Integration der Anima als Aufgabe des Mannes schreibt: »Am Ende hat der Mann nur zwei Alternativen: Entweder er weist die weibliche Seite in sich zurück, dann wendet sie sich gegen ihn in Form schlechter Stimmungen und Launen sowie untergründiger Verführungen. Oder er nimmt seine weibliche Seite an, in sich und im Leben, und sie gibt ihm Wärme und Kraft [...] Wenn sie diese feminine Seite gut zur Entfaltung bringen können, dann können sie hochkreative Männer sein und nicht weniger männlich, gerade wegen ihrer mächtigen weiblichen inneren Seite« (Johnson 47). Etwas von dieser Wärme und der Kraft, die die Anima dem Mann verleiht, wird auch in der Benediktsregel dort deutlich, wo es um die Wesenheit und die Rolle des Abtes in der Gemeinschaft geht.

Das Ziel der Integration von Anima und Animus ist die Ganzwerdung des Menschen, der in sich alle Pole miteinander verbindet. Das ist auch das Ziel des Mönchseins. Das griechische Wort *monachos*, das viele als die Wurzel des Wortes »Mönch« ansehen, bedeutet ursprünglich: allein leben, sich zurückziehen. Doch Dionysius Areopagita nimmt hier einen anderen Ursprung an und deutet »Mönch« als vom griechischen Wort *monas* abstammend, das »Einheit« bedeutet. Der Mönch ist also der, der die beiden Pole Anima und Animus in sich verbindet, der ganze Mensch. Das entspricht einem wesentlichen Aspekt eines Zweiges der griechischen Philosophie, nämlich der Sehnsucht nach einem Menschen, der die Aufteilung in Mann und Frau überwunden und zur ursprünglichen Einheit zurückgefunden hat. Etwas von diesem Menschen, der in sich Anima und Animus integriert hat, wird in der Beschreibung des Abtes in der Regel Benedikts sichtbar.

Zum Beispiel darin, wie der Abt mit seinen Brüdern umgehen sollte (und was für den Abt gilt, gilt natürlich in gleicher Weise auch für die Äbtissin): »Er lasse sich vom Gespür für den rechten Augenblick leiten und verbinde Strenge mit gutem Zureden. Er zeige den entschlossenen Ernst des Meisters und die liebevolle Güte des Vaters. Härter tadeln muss er solche, die keine Zucht kennen und keine Ruhe geben: Zum Fortschritt im Guten ermutige er alle, die gehorsam, willig und geduldig sind; streng zurechtweisen und bestrafen soll er jene, die nachlässig und widerspenstig sind« (RB 2,24f). Der Abt soll Klarheit und Entschlossenheit zeigen – Eigenschaften, die Jung dem Animus zuspricht –, aber auch die liebevolle Güte, die als Wesensmerkmal der Anima entspricht. Das wird dem Abt aber nur dann gelingen, wenn er die männlichen und weiblichen Aspekte seiner Seele in sich versöhnt und ausbalanciert. Nur auf solche Weise wird er den Brüdern in ihren Eigenarten gerecht werden. Wenn er sich selbst kennt, dann wird er nicht über die anderen richten. Daher zitiert Benedikt in diesem Zusammenhang die Worte Jesu: »Du sahst im Auge deines Bruders den Splitter, in deinem hast du den Balken nicht bemerkt« (RB 2,15 – Mt 7,4).

Wenn der Abt in seiner Mitte ist, aus seiner Ganzheit heraus lebt, dann bevorzugt er einzelne Mönche nicht, sondern wird jeden gerecht behandeln. Wenn er in sich die verschiedenen Aspekte seiner Seele kennt, wird er sie angemessen auf die unterschiedlichen Brüder anwenden. Es ist nicht einfach, ein Gespür für den Einzelnen zu entwickeln und sie so zu behandeln, wie es ihrer Eigenart entspricht, anstatt alle über einen Kamm zu scheren. So schärft Benedikt dem Abt ein: »Er muss wissen, welch schwierige und mühevolle Aufgabe er auf sich nimmt, Menschen zu führen und der Eigenart vieler zu dienen. Muss er doch dem einen mit gewinnenden, dem anderen mit tadelnden, dem dritten mit überzeugenden Worten begegnen. Nach der Eigenart und Fassungskraft jedes Einzelnen soll er sich auf alle einstellen und auf sie eingehen« (RB 2,31f). Diese Fähigkeit hat nur der, der zuvor sich selbst ehrlich kennengelernt hat und frei ist von dem Ehrgeiz, herrschen zu wollen. Unter Führen versteht Benedikt, der Eigenart der vielen zu dienen. Wenn dem Abt das gelingt, dann wird er in jedem einzelnen Mönch das Leben wecken, das in ihm steckt, und jeden in seine je persönliche Stärke hineinführen.

Seine Art der Führung soll am Menschen ausgerichtet und unabhängig davon sein, wie viel Geld dem Kloster zur Verfügung steht. Benedikt dachte eher andersherum: Wenn es dem Abt gelingt, die Mönche so zu führen, dass sie ihren Dienst nicht als Pflicht, sondern als Erfüllung betrachten, es ihm also gelingt, das Leben in ihnen zu wecken, dann wird das Kloster erblühen. Und dann wird auch in finanzieller Hinsicht genug für alle da sein. Das verlangt jedoch vom Abt (und auch von den Mönchen) eine innere Freiheit dem Geld und dem Vermögen gegenüber.

Offensichtlich hat Benedikt in verschiedenen Klöstern Erfahrungen mit Äbten gemacht. Im zweiten Kapitel (RB 64) beschreibt er daher vor allem, wie der Abt von seiner Persönlichkeitsstruktur her sein soll. Seine Beschreibung des Abtes entspricht dem Bild eines Menschen, der er selbst, der frei geworden ist von der Herrschaft des Ego. Er ist zu jemandem geworden, der die verschiedenen Seiten, vor allem aber Anima und Animus, integriert hat, anstatt manche Seiten in den Schatten zu verdrängen. So schreibt Benedikt: »Er sei selbstlos, nüchtern, barmherzig. Immer gehe ihm Barmherzigkeit über strenges Gericht, damit er selbst Gleiches erfahre. Er hasse die Fehler, er liebe die Brüder. Muss er aber zurechtweisen, handle er klug und gehe nicht zu weit, sonst könnte das Gefäß zerbrechen, wenn er den Rost allzu heftig auskratzen will« (RB 64,10–12). Ein wichtiger Aspekt dabei ist, dass er sich bei allem Tun immer seiner eigenen Gebrechlichkeit bewusst bleibt. Nur dann wird er das »geknickte Rohr nicht zerbrechen« (Mt 12,20), sondern die Brüder so führen, dass sie in ihre je eigene Kraft hineinwachsen.

Anschließend schreibt Benedikt darüber, welche Haltungen der Abt vermeiden soll: »Er sei nicht stürmisch und nicht ängstlich, nicht maßlos und nicht engstirnig, nicht eifersüchtig und allzu argwöhnisch, sonst kommt er nie zur Ruhe« (RB 64,16). Nicht ängstlich wird er nur dann sein, wenn er sich seiner Angst gestellt hat. Er wird nicht maßlos sein, wenn er sein eigenes Maß kennengelernt hat. Argwöhnisch ist der, der seine eigenen verdrängten Schattenseiten auf andere projiziert, weil er Angst hat, dass sie diese ausleben. Arglos wird der Abt also nur sein können, wenn er sich seinen Schattenseiten gestellt hat. Was die letzte Forderung Benedikts angeht: Wenn ich mein eigenes Ruhebedürfnis verdränge und meine, ich könnte immer nur für die anderen da sein, dann habe ich wahrscheinlich häufig das Gefühl, dass meine Brüder faul sind. Weil ich mir selbst keine Ruhe gönne, meine ich, die anderen müssten ebenfalls immer dazu bereit sein, Mehrarbeit zu übernehmen und das Wohl der anderen über ihr eigenes Wohl zu stellen. Nur wenn der Abt also selbst auch Müßiggang und Pausen kennt, wird er seine Mönche nicht überfordern und ihnen Zeit geben, sich zu erholen und wieder Kraft zu tanken.

Dann mahnt Benedikt zur weisen Mäßigung, die er die »Mutter aller Tugenden« nennt. Wenn der Abt immer das rechte Maß beherzigt, wird er die Starken herausfordern und die Schwachen nicht entmutigen: »So halte er in allem Maß, damit die Starken finden, wonach sie verlangen, und die Schwachen nicht davonlaufen« (RB 64,19). Das ist die Kunst einer Führung, bei der sich der Führende seiner eigenen Wahrheit bewusst ist. Wer die Schwachen am liebsten entlassen möchte, der hat oft seine eigene Schwäche verdrängt. Wer um seine eigene Schwäche weiß, der wird die Schwachen aufrichten, damit sie das leisten können, was ihnen möglich ist. Er wird aber auf der anderen Seite auch nicht das Niveau der Gemeinschaft an den Schwächsten ausrichten. Vielmehr wird er die Starken herausfordern, dass sie ihre Kraft und Energie zum Wohl der Gemeinschaft entfalten können.

Wenn der Abt in sich Stärke und Schwäche wahrnimmt und akzeptiert, wird er auch in seiner Gemeinschaft beiden gerecht werden: den Schwachen, dass sie gerne das leben, was sie vermögen, und den Starken, dass sie Lust haben, ihre Stärken für die Gemeinschaft einzusetzen. Er hat dann auch keine Angst, dass die Starken ihn mit ihren Fähigkeiten übertreffen. So schafft er ein Klima, durch das die Gemeinschaft eine heilsame Ausstrahlung nach außen bekommt.

In den sogenannten Strafkapiteln (RB 27 und 28) geht es um die Rolle des Abtes als Arzt der Gemeinschaft, gerade dann, wenn Brüder sich verfehlt, sich selbst verloren haben: »Er sei sich bewusst, dass er die Sorge für gebrechliche Menschen übernommen hat, nicht die Gewaltherrschaft über gesunde« (RB 27,6). Das Handeln des Abtes beschreibt er im Folgenden als das eines weisen Arztes: »Er wende zuerst lindernde Umschläge und Salben der Ermahnungen an, dann die Arzneien der Heiligen Schrift [...] Wenn er dann sieht, dass seine Mühe keinen Erfolg hat, greife er zu dem, was noch stärker wirkt: Er und alle Brüder beten für den kranken Bruder, dass der Herr, der alles vermag, ihm die Heilung schenkt« (RB 28,3–5). Die Anima als Bild für die mütterliche Qualität der Seelenkräfte eines Menschen wird in der Tradition und der Mythologie vieler Kulturen immer auch als eine heilende Kraft verstanden. Ebendiese soll der Abt ausstrahlen. Für C. G. Jung ist nur der ein guter Arzt, der sich von seinen Klienten innerlich treffen lässt, der die Botschaft versteht, die der andere ihm vermitteln möchte: »Wo aber der Arzt einen Persona-Panzer hat, wirkt er nicht« (Jung, Erinnerungen 13). Der Abt kann nur dann ein guter Arzt sein, wenn er die Brüder als Spiegel sieht, in denen er sich selbst anschaut.

Selbstwerdung als Ermöglichung von Gemeinschaft

Man hat C. G. Jung oft vorgeworfen, seine Überlegungen und Therapieansätze berücksichtigen nur den Einzelnen, es gehe ihm nur um dessen Selbstwerdung. Jung selbst wehrte sich immer wieder gegen diesen Vorwurf. So schreibt er einmal: »Die Individuation ist ein Einswerden mit sich selbst und zugleich mit der Menschheit, die man ja auch ist« (Jung, GW 16 § 227). Und an einer anderen Stelle meint er, nur der Mensch, der auf andere bezogen ist, könne ganz werden: »Der unbezogene Mensch hat keine Ganzheit, denn er erreicht diese nur durch die Seele, die ihrerseits nicht sein kann ohne ihre andere Seite, welche sich stets im Du findet. Die Ganzheit besteht aus der Zusammensetzung von Ich und Du« (Jung, GW 16 § 454). Nur der kann mit sich eins werden, der auch bereit ist, für die Gemeinschaft offen zu sein und mit den Menschen eins zu werden.

Jung ist überzeugt, dass die Selbstwerdung die Voraussetzung ist für ein gutes Miteinander. Denn wer mit sich eins ist, der ist frei, dem anderen zu begegnen, ohne Nebenabsichten, ohne Eindruck machen zu wollen, ohne ihn für sich vereinnahmen zu wollen. Wer aus seinem Selbst heraus lebt, der ist auch fähig, sich auf die Gemeinschaft einzulassen, ohne Angst, er müsste sich dazu verbiegen oder sich den anderen so anpassen, dass er selbst dabei verlorengeht. Es geht nicht darum, sich anzupassen. Die Kunst besteht vielmehr darin, sich auf die Gemeinschaft einzulassen und sich zugleich innerlich frei zu fühlen. Die Fähigkeit, sich auf die Gemeinschaft einzulassen, ist Zeichen eines Menschen, der frei vom eigenen Ego geworden ist und aus seiner inneren Mitte heraus lebt. Wer den Weg der Individuation geht, der wird fähig, in der Gemeinschaft Verantwortung zu übernehmen. Zudem wird er verständnisvoller mit den Mitmenschen umgehen. Jung meint dazu: »Gemeinschaft blüht nur dort, wo jeder Einzelne sich seiner Eigenart erinnert und sich nicht mit den anderen identifiziert« (Jung, Erinnerungen 358).

Für Benedikt ist die Fähigkeit und die Bereitschaft, sich auf die Gemeinschaft einzulassen, die Voraussetzung für einen Eintritt ins Kloster. Der Novizenmeister soll deshalb darauf achten, ob der Novize wirklich Gott sucht. Das zeigt sich seiner Ansicht nach in drei Kriterien: »Ob er Eifer hat zum Gottesdienst, ob er willig ist zu gehorchen und ob er bereit ist, niedrige Arbeiten zu tun« (RB 58,7). Man könnte diese drei Kriterien auch psychologisch deuten als die Fähigkeit, Emotionen zu zeigen, als Fähigkeit, sich in eine Gemeinschaft einzufügen und als Leistungsfähigkeit.

Was Benedikt damals schrieb, gilt auch heute noch für die jungen Männer, die sich einer benediktinischen Gemeinschaft anschließen wollen. Der Novizenmeister schaut genau hin, ob und auf welche Weise sie sich auf die anderen Brüder einlassen, ob sie gemeinschaftsfähig sind und wie sie sich bei der Arbeit anstellen. Manche, die eher einer ideologischen Spiritualität folgen, haben Probleme mit den anderen Mönchen. Andere verstecken sich hinter ihrer Frömmigkeit, anstatt sich auf die Arbeit einzulassen, zu der man sie auffordert.

Das Bemerkenswerte an Benedikt ist, dass er seiner Gemeinschaft kein hohes Idealbild vor Augen stellt, von dem er eigentlich weiß, dass es für die Mönche unerreichbar ist. Stattdessen beschreibt er in der Regel, wie das Miteinander gelingen kann. Damit das der Fall ist, braucht es eine gute Struktur und eine funktionierende Organisation der verschiedenen Aufgaben. Daher ist es für Benedikt wichtig, die einzelnen Dienste der Brüder füreinander zu regeln, etwa den Tischdienst oder den Küchendienst oder den Dienst des Tischlesers oder auch die Aufgaben des Gästebruders oder des Bruders, der für die Kranken zuständig ist. Der Umgang mit den Kranken ist für Benedikt zudem ein wichtiges Kriterium für eine echte Gemeinschaft: »Die Sorge für die Kranken muss vor und über allem stehen, man soll ihnen so dienen, als wären sie wirklich Christus« (RB 36,1). Zugleich sollen die Kranken die »Brüder, die ihnen dienen, nicht durch übertriebene Ansprüche traurig machen« (RB 36,4). Sie sollen also nicht in eine Anspruchshaltung verfallen und in der Opferrolle stecken bleiben. Umgekehrt sollen die Brüder, die ihnen dienen, schwierige

Kranke in aller Geduld ertragen. Die pflegenden Brüder sollen die Kranken immer auch als Spiegel für sich selbst wahrnehmen.

Zum Gelingen einer Gemeinschaft gehört auch der gute Umgang mit denen, die sich nicht an die Normen halten oder die anderen Schwierigkeiten bereiten oder zur Belastung für die Gemeinschaft werden. Die Probleme, die Menschen miteinander haben, sollen nicht verdrängt oder übersehen werden. Denn das führt häufig nur dazu, dass Unzufriedenheit und Unmut wachsen und damit auch andere »angesteckt« werden. Der Abt hat die Aufgabe, den Bruder, der »trotzig oder ungehorsam oder hochmütig ist oder murrt« (RB 23.1) im persönlichen Gespräch zu ermahnen. Dabei soll er den Bruder, der sich verfehlt hat, nicht in Traurigkeit versinken lassen, sondern sich an Jesus, dem guten Hirten, ein Beispiel nehmen, der so viel Mitleid mit dem verirrten Schaf hatte, »dass er es auf seine heiligen Schultern nahm und so zur Herde zurücktrug« (RB 27,9 – Lk 15,5).

Benedikt ist Realist. Er rechnet damit, dass es Schwierigkeiten in der Gemeinschaft und Probleme mit dem Handeln und Verhalten Einzelner geben wird. Gerade an der Art und Weise, wie der Abt mit diesen Brüdern umgehen soll, zeigt sich seine psychologische Weisheit. Hier gilt der wichtige Grundsatz: verstehen statt bewerten. Der Abt soll zuerst versuchen zu verstehen, warum sich ein Bruder auf diese Weise verhält. Dann kann er erkennen, was er braucht oder was ihm in der Gemeinschaft fehlt. Hier gilt der Grundsatz, den der tief im Glauben verwurzelte Tiefenpsychologe und Psychotherapeut Albert Görres aufgestellt hat: Keiner tut das Böse aus Lust am Bösen, sondern immer aus Verzweiflung. Das gilt auch für schwierige Mitbrüder: Keiner ist aus Lust schwierig, sondern immer aus einer inneren Not heraus. Daher ist es wichtig für den Abt, diese Not zu erkennen, dann kann der Betroffene auch sein Verhalten ändern.

Ein Laster, das jede Gemeinschaft spaltet, ist der Neid. Wer neidisch ist, vergleicht sich ständig mit anderen und ist deshalb unzufrieden mit seinem Leben, mit dem, was er erreicht hat, was er besitzt. Diese Unzufriedenheit äußert sich in einer Gemeinschaft häufig im Murren, also in schlechter Laune, aber auch dem Reden hinter dem Rücken anderer. Murren hat aber häufig auch die Wirkung, dass es alles, was eine Gemeinschaft an Regeln und Ritualen befolgt, infrage stellt. Benedikt geht immer wieder scharf gegen das Murren vor. Denn es spaltet die Gemeinschaft und vergiftet sie durch negative Emotionen. Dahinter steht häufig das Gefühl, dass die eigenen Bedürfnisse nicht berücksichtigt werden.

Daher ist für Benedikt ein wichtiger Grundsatz für die Gemeinschaft, mit den Bedürfnissen der Einzelnen angemessen umzugehen: »Wer weniger braucht, danke Gott und sei nicht traurig. Wer mehr braucht, werde demütig wegen seiner Schwäche und nicht überheblich wegen der ihm erwiesenen Barmherzigkeit. So werden alle Glieder der Gemeinschaft im Frieden sein. Vor allem darf niemals das Laster des Murrens aufkommen, in keinem Wort und keiner Andeutung« (RB 34,3–6). In diesen Worten steckt eine große – auch psychologische – Weisheit. Denn Benedikt ist auch in dieser Hinsicht Realist. Mönche haben wie alle übrigen Menschen auch Bedürfnisse. Es ist aber wichtig, sich diese einzugestehen. Und sie dann nicht als Forderung an die Gemeinschaft zu stellen, die unbedingt erfüllt werden muss. Vielmehr geht es darum, sich selbst zu bekennen: Wer mehr Bedürfnisse hat, wer bedürftig ist, der ist innerlich schwach. Und daher soll er zu seiner Schwäche stehen und darf dann trotzdem in aller Demut seine Bedürfnisse zum Ausdruck bringen. Wer weniger braucht, soll sich nicht über die anderen erheben, sondern dankbar sein, dass er nicht so viele Bedürfnisse hat. Wichtig ist Benedikt dabei ebenfalls, dass die Mönche deshalb nicht traurig sein sollen. Traurigkeit und Murren, diese beiden Haltungen will er vermeiden. Denn beide schaden dem Miteinander. Traurigkeit verbreitet eine depressive Atmosphäre in der Gemeinschaft und Murren spaltet sie.

Wenn wir die Aussagen Benedikts zum Umgang mit den Bedürfnissen mit der Tiefenpsychologie nach C. G. Jung vergleichen, so können wir sagen: Wer in Berührung ist mit seinem Selbst, der ist innerlich frei, der wird nicht beherrscht von seinen Bedürfnissen. Aber der ist auch kein Asket, der alle Bedürfnisse verdrängt oder leugnet. Denn die verdrängten Bedürfnisse geraten in den Schatten und wirken sich dann destruktiv auf die Gemeinschaft aus, in der Weise, dass man sich entweder über die anderen erhebt oder dass man hart über sie urteilt. Dann projiziert man letztlich seinen Schatten (das verdrängte Bedürfnis) auf die anderen und hält sie für schwach und wehleidig und egoistisch.

Viele Konflikte in der Gemeinschaft entstehen durch die Projektion unserer verdrängten Schattenseiten. Daher ist ehrliche Selbsterkenntnis und die Integration der Schattenseiten eine wichtige Voraussetzung dafür, dass Menschen miteinander in Frieden leben können.

Arbeit und Selbsterkenntnis

Ein Grundsatz benediktinischen Lebens heißt: *ora et labora*, bete und arbeite. Die Arbeit ist für Benedikt so etwas wie ein Praxistest, ob das Gebet stimmt, ob der Mönch wahrhaft Gott sucht oder ob er Spiritualität nur als narzisstisches Kreisen um sich selbst versteht. Wenn die Arbeit vom Ego geprägt ist, dann ist sie auch von Anstrengung und Härte geprägt. Wer aus dem Ego heraus arbeitet, verbraucht viel Energie mit Nebenabsichten: Er schaut ständig darauf, dass die anderen auch sehen, wie viel er arbeitet, dass er von anderen dafür gelobt wird. Er möchte sich mit seiner Arbeit beweisen und findet daher nicht das richtige Maß. Das endet häufig in einem Burnout, wobei es dann eben nicht die Arbeit ist, die zur Erschöpfung führt, sondern die Nebenabsichten, die man mit der Arbeit verbindet. Man tut etwas nicht, um die Arbeit zu erledigen oder Probleme zu lösen, sondern um damit Anerkennung zu bekommen, Zuwendung oder einen Wettbewerb im Vergleich mit anderen zu gewinnen.

Es braucht die richtige Einstellung, damit wir gut und effektiv arbeiten können. Wenn wir aus unserem Selbst heraus arbeiten, können wir uns ganz der Arbeit hingeben und uns auf sie einlassen. Das steckt im benediktinischen *ora et labora*. Denn das Ziel des Gebetes ist die Hingabe an Gott. Diese Hingabe an Gott wird in der Arbeit konkretisiert, indem ich mich ganz und gar darauf einlasse, auch wenn es manchmal schwierig ist. Das ist für Benedikt eben ein Kriterium ehrlicher Gottsuche: dass einer bereit ist, sich von der Arbeit fordern zu lassen und sich ihr ganz hinzugeben, in den »flow« zu kommen. Daher arbeitet jemand in dieser Haltung effektiver als einer, der ständig darauf aus ist, sich mit seiner Arbeit zu beweisen.

Wie diese Arbeit aus dem Selbst heraus aussieht, beschreibt Benedikt in zwei sehr unterschiedlichen Kapiteln. Im ersten geht es um den Cellerar, den wirtschaftlichen Leiter des Klosters, im zweiten um die Handwerker im Kloster.

Das Kapitel über den Cellerar beginnt Benedikt mit einer Aufzählung von Eigenschaften, die dieser haben beziehungsweise nicht haben sollte (RB 31,1f):

Er soll weise sein, was so viel meint, wie dass er sich selbst kennen und mit sich im Einklang sein sollte. Weise heißt im Lateinischen *sapiens*, das von *sapere,* schmecken, kommt. Der Cellerar soll sich selbst »schmecken«, also sich selbst gernhaben, damit von ihm ein guter »Geschmack«, eine positive Ausstrahlung ausgeht.

Er soll nüchtern sein, also frei von der Tendenz, seine eigenen Probleme auf die Mitarbeiter zu projizieren, und ohne dass er die Arbeit durch die Brille seiner Angst vor Überforderung betrachtet.

Er soll nicht überheblich sein, sondern demütig. Demut ist gerade für den wichtig, der eine Führungsaufgabe innehat. Denn wer andere führt, ist immer in Gefahr, sich über sie zu stellen und seine Macht zu missbrauchen.

Er soll nicht stürmisch, nicht aufgeregt sein, sondern aus einer inneren Ruhe heraus arbeiten. Benedikt spricht hier vom Gleichmut – *aequo animo* –, der für die stoische Philosophie das Zeichen eines reifen Menschen ist. Viele möchten auf sich aufmerksam machen, indem sie eine Menge Staub aufwirbeln mit ihrem Tun und sich ständig angespannt und sehr beschäftigt geben. Das ist immer ein Zeichen dafür, dass jemand seine Mitte noch nicht gefunden hat.

Eine andere Eigenschaft, die der Cellerar nicht haben soll: Er darf nicht verletzend sein – eine Gefahr für Führungskräfte, ihre Macht dadurch zu zeigen, dass sie andere verletzen. Das macht Mitarbeitende auf Dauer krank. Dann kann ich als Führungskraft kein Leben in anderen wecken, ganz im Gegenteil: Es entzieht ihnen alle Kraft.

Der Cellerar soll nicht umständlich und nicht langsam sein, also nicht zu viel darüber nachdenken, ob alles richtig ist, was er tut, oder zu lange zögern bei seinen Entscheidungen. Dabei ist zu beachten, dass Ruhe etwas anderes ist als Langsamkeit. Wer aus innerer Ruhe heraus arbeitet, arbeitet effektiv. Wer langsam ist, der verbraucht zu viel Energie für sich und seine Seele.

Die beiden letzten Eigenschaften, die Benedikt für den Cellerar nennt, erscheinen uns auf den ersten Blick heute fremd: Er soll gottesfürchtig und der ganzen Gemeinschaft wie ein Vater sein (RB 31,2). Gemeint ist damit: Er soll in Gott seinen Grund haben, anstatt sich von seiner Rolle als Führungskraft her zu definieren. Das gibt ihm inneren Halt und zugleich Freiheit, weil er nicht abhängig ist vom Lob anderer oder vom Vergleich mit anderen. Dass er für die Gemeinschaft wie ein Vater sein sollte, bedeutet nicht, einen patriarchalen Führungsstil zu etablieren. Väterlich arbeitet der Cellerar oder die Ökonomin, wenn er oder sie den Mitarbeitenden den Rücken stärkt, anstatt ihnen in den Rücken zu fallen, wenn sie einen Fehler machen. Wenn er oder sie »väterliche Energie« verströmt, wird das Team zufriedener, effektiver und kreativer arbeiten, weil es keine Angst haben muss, einen Fehler zu machen oder etwas nicht optimal erledigen zu können.

Benedikt geht es in seinem Kapitel über den Cellerar dann auch noch um die Wirkung, die der Cellerar auf die Brüder hat, wenn er sich an das hält, was er zuvor als wichtig für diese Position beschrieben hat. Wenn der Cellerar – um mit Jung zu sprechen – aus dem Selbst heraus führt, kann er eine gute Arbeitsatmosphäre schaffen und so ermöglichen, dass die Mitbrüder ihre Aufgaben gerne, effektiv und rasch erledigen.

Benedikt ist noch eine weitere Haltung des Cellerars wichtig: Er soll die Brüder nicht traurig machen (RB 31,6). Dahinter steht die Erkenntnis, dass Traurigkeit entsteht, wenn Menschen sich überfordert oder nicht beachtet fühlen. Das lähmt ihr Tun, ob in einem Kloster oder in einem anderen Zusammenhang, in dem Menschen miteinander arbeiten.

Damit der Cellerar immer aus seinem Selbst heraus wirkt, soll er gut auf seine Seele und auf seine Emotionen achten. Und er sollte aufmerksam dafür bleiben, ob er seine eigenen Probleme auf seine Brüder projiziert (RB 31,8).

Indem er auf die Bitten und Bedürfnisse der Brüder nicht überheblich oder mit Verzögerung reagiert, schafft er eine Atmosphäre des Friedens (RB 31,16). Denn andere warten zu lassen, ist auch eine Form von Machtausübung, die zur Unzufriedenheit führt. Der Cellerar soll daher zur bestimmten Stunde geben, »was zu geben ist, [...] denn niemand soll verwirrt und traurig werden im Hause Gottes« (RB 31,18f). Die Führungsaufgabe des Cellerars ist also eine Art weltliche Seelsorge: Er sorgt durch seine Klarheit und Zuverlässigkeit, durch seine Freiheit vom eigenen Ego dafür, dass die Brüder gerne arbeiten und gerne in der Gemeinschaft leben. Das tut ihrem Leib und ihrer Seele gut.

Wie die Arbeit aus dem Selbst heraus dann konkret aussieht, beschreibt Benedikt im Kapitel über die Handwerker des Klosters. Hier sind es drei Eigenschaften, die hervorstechen. Zunächst einmal die Demut. Der Handwerker soll sich nichts auf sein Können einbilden und sich damit nicht über die anderen stellen. Wer sich über andere stellen muss, um sich besser oder wichtiger zu fühlen, der zeigt, dass er aus dem Ego heraus arbeitet und nicht aus dem Selbst, denn seine Arbeit hat in diesem Sinn keinen Selbstzweck, sondern hat eine Nebenabsicht, sie dient in diesem Fall dann der Selbstbestätigung.

Die zweite Haltung ist die Ehrlichkeit. Der Handwerker soll beim Verkauf seiner Produkte nicht betrügen, indem er einen Teil des Erlöses für sich behält. Er soll mit seiner Arbeit dem Kloster dienen und nicht seinen eigenen Vorteil im Blick haben. Wer nicht redlich mit den Produkten seiner Arbeit oder mit dem Eigentum des Klosters umgeht, sondern sie für seinen eigenen Vorteil missbraucht, der leidet »Schaden an seiner Seele«, schreibt Benedikt in seiner Regel (RB 57,6). Er erinnert hier an das Beispiel von Hananias und Saphira, die einen Teil ihres Grundstücksverkaufs für sich behielten und zu Boden stürzten und starben, als ihr Betrug aufgedeckt wurde (Apg 5,1–11). Betrug schadet der eigenen Seele, sie wühlt das Gewissen auf und lässt den Menschen nicht zur Ruhe kommen. Redlichkeit und Ehrlichkeit tun dagegen dem Menschen gut, weil er innerlich ruhig und gelassen und frei von der Versuchung bleibt, zu betrügen.

Die dritte Haltung: Er soll nicht habgierig sein und daher etwas günstiger verkaufen, »als es sonst außerhalb des Klosters möglich ist, damit in allem Gott verherrlicht werde« (RB 57,8f). Benedikt redet hier nicht etwa Dumpingpreisen das Wort oder unfairem Wettbewerb. Das ist damit nicht gemeint. Eher steht dahinter das Denken, etwas nicht möglichst teuer zu verkaufen, sondern zu einem Preis, der erschwinglich bleibt, mit dem man seine Kosten decken kann und vielleicht noch einen kleinen Gewinn erwirtschaftet, aber eben nicht den größtmöglichen. Das bedeutet, auf Vorteile zu verzichten. Natürlich muss das Kloster von seinen Produkten leben können. Aber Gier tut niemandem gut. Gier hat die Tendenz, den Menschen zu beherrschen. Wer frei ist davon, wer auf das rechte Maß setzt, der zeigt, dass er aus seinem Selbst heraus arbeitet.

Zudem, so meint Benedikt, würde durch diese Freiheit von der Habgier Gott verherrlicht. Man könnte annehmen, dass die Mönche Gott durch ihre Gottesdienste, durch das Psalmensingen, verherrlichen. Doch Benedikt ist der Überzeugung, dass Gott ganz konkret durch unsere Art zu arbeiten und mit dem Erlös umzugehen verherrlicht wird. Das zeigt wiederum, wie geerdet benediktinische Spiritualität ist. Gottes Herrlichkeit, Gottes Schönheit, Gottes Ehre wird sichtbar in der Art und Weise, wie wir arbeiten und wie wir mit Besitz und Geld umgehen. Spiritualität ist nicht nur etwas rein Geistiges, sie wird sichtbar in unserer Arbeit und in unserem Verkaufsverhalten.

Spiritualität wird für Benedikt auch in anderen ganz konkreten Diensten des Alltags sichtbar, zum Beispiel im Küchendienst, Tischdienst und in den anderen Wochendiensten. Das wird greifbar, wenn man sich das Ritual am Ende einer Dienstwoche anschaut: Die Brüder, deren Dienst zu Ende geht, verneigen sich im Gebetsraum vor allen und sprechen den Psalmvers dreimal laut aus: »Gepriesen bist du, Herr und Gott, du hast mir geholfen und mich getröstet« (RB 35,16 – Ps 86,17). Durch ihren konkreten Dienst wird Gott gepriesen. Interessant ist die Begründung: Gott hat mir bei meinem Dienst geholfen, damit ich ihn gut verrichten konnte. Und er hat mich getröstet – *consolatus es me*. Das Lateinische wörtlich übersetzt meint: Gott war zusammen mit mir in meinem Alleinsein. Gott ist eben nicht nur im Gebet bei und mit mir, sondern ganz konkret in meinen alltäglichen Diensten. Die Brüder, die dann den neuen Wochendienst beginnen, sollen dreimal sprechen: »O Gott, komm mir zu Hilfe, Herr, eile mir zu helfen« (RB

35,17 – Ps 70,2). Es ist der gleiche Vers, den die Mönche vor jeder Gebetszeit sprechen. Das zeigt die enge Verbindung von Gebet und Arbeit und der Verherrlichung Gottes in allem, was wir tun, ob beten oder arbeiten.

Selbstwerdung und Alltag

Manche haben den Eindruck, dass die Regel Benedikts das Leben der Mönche kleinlich genau beschreibt und daher ihre Freiheit einengt. Doch in Wirklichkeit hat Benedikt verstanden, dass der Alltag, das Zusammenleben der Brüder und die tägliche Arbeit eine gute Übung sind, vom Ego zum Selbst zu gelangen. Im 72. Kapitel fasst er daher noch einmal die Regel zusammen und beschreibt den glühenden Eifer, den die Mönche haben sollen beim Befolgen der Regel, weil er sie zu Gott führt und zum ewigen Leben, also zum wirklichen Leben.

Die Mönche »sollen einander in gegenseitiger Achtung zuvorkommen; ihre körperlichen und charakterlichen Schwächen sollen sie mit unerschöpflicher Geduld ertragen; im gegenseitigen Gehorsam sollen sie miteinander wetteifern; keiner achte auf das eigene Wohl, sondern mehr auf das des anderen; die Bruderliebe sollen sie einander selbstlos erweisen; in Liebe sollen sie Gott fürchten, ihrem Abt seien sie in aufrichtiger und demütiger Liebe zugetan. Christus sollen sie überhaupt nichts vorziehen. Er führe uns gemeinsam zum ewigen Leben« (RB 72,4–12).

Man könnte diese Worte als Beschreibung eines Menschen verstehen, der zu seinem wahren Selbst gefunden hat. Man kann sie jedoch auch als Übungsweg sehen, wie wir vom Ego zum Selbst gelangen können. Anstatt sich ständig anzupreisen und sich darstellen zu wollen, sollte im Vordergrund stehen, die anderen in ihrer Würde zu achten und zu ehren. Die körperlichen und charakterlichen Schwächen der Mitbrüder immer wieder in Geduld zu ertragen, ist ein guter Übungsweg, vom eigenen Ego loszukommen. Denn in ihren Schwächen erkennt man immer auch die eigenen Schwächen. Die Brüder sind gleichsam ein Spiegel, in dem ich mich selbst sehen kann. Wer sie als Spiegel für die eigenen Schwächen sieht, der wird nicht über sie urteilen. Er wird sie verstehen, anstatt sie zu bewerten. Indem mir das gelingt, verstehe ich auch mich selbst immer besser und kann zu mir stehen, so wie ich bin, mit all meinen Schattenseiten.

Gegenseitiger Gehorsam meint, dass ich auf die anderen höre, was sie mir zu sagen haben. Es geht nicht darum, sich ihnen unterzuordnen oder unterwürfig zu sein, sondern um die Bereitschaft, auf sie zu hören. Dazu muss mein Gegenüber kein »Experte« sein und nicht der Beste auf einem Fachgebiet. Heute hat man manchmal den Eindruck, dass Menschen, die Rat suchen, diesen nur bereit sind anzunehmen, wenn er von einem speziell dazu ausgebildeten Menschen kommt. Doch schon C. G. Jung gab hier einen wichtigen Hinweis. Einem Briefschreiber, der unbedingt mit ihm reden wollte, weil er meinte, er allein könne ihm weiterhelfen, antwortet er: »Sie werden staunen, wie hilfreich Menschen sein können, die man vielleicht für unterlegen hält. Sogar der Papst hat einen einfachen Priester als Beichtvater und nicht etwa einen der Kardinäle. Wenn

Sie einsam sind, so liegt das daran, dass Sie sich isolieren. Sind Sie bescheiden genug, dann bleiben Sie niemals einsam. Nichts isoliert uns mehr als Macht und Prestige. Versuchen Sie, herabzusteigen und Bescheidenheit zu lernen, und Sie werden nie allein sein!« (Jung, Briefe III, 93). Wenn wir bereit sind, aufeinander zu hören, anstatt uns über den anderen zu stellen, so können wir auch vom einfachsten Bruder viel für unseren eigenen Weg der Selbstwerdung lernen.

Wenn wir frei sind vom eigenen Ego, sind wir darauf bedacht, dass es den anderen gutgeht. Und umgekehrt: Wenn wir einüben, auf das zu achten, was dem andern guttut, dann werden wir immer freier vom eigenen Ego. Dann werden wir fähig, andere mit reinem Herzen zu lieben. Nächsten- oder Bruderliebe ist für Benedikt ein Weg, zur Reinheit des Herzens zu gelangen. Die Wüstenväter haben dieses Ziel erreicht, indem sie mit ihren Leidenschaften und Emotionen gerungen haben. Für Benedikt ist das liebevolle Verhalten im Alltag anderen gegenüber der eigentliche Weg, um zu dieser inneren Reinheit und Klarheit zu gelangen.

»Gott in Liebe fürchten«, wie es Benedikt fordert, bedeutet nicht, vor Gott Angst zu haben, sondern ganz und gar auf Gott bezogen zu sein. Wer Gott in Liebe fürchtet, der versucht, seiner Liebe in sich Raum zu geben, auf dem Grund seiner Seele die Liebe zu spüren, die in ihm strömt. Dann wird Liebe weniger zum Gebot, andere zu lieben. Wir werden dann selbst Liebe sein. Dann geht von uns Liebe aus zu allem, was ist: zu den Dingen, zu den Brüdern, zur Arbeit, zum Chorgebet. Und auch zum Abt als dem, dem ich Gehorsam schulde. Benedikt spricht hier jedoch nicht vom Gehorsam, sondern von der aufrichtigen und reinen Liebe zum Abt, denn in dieser Haltung des Einsseins ist Gehorsam nicht mehr nötig.

Die letzte Weisung fasst das ganze Leben eines Mönches zusammen: Er soll Christus absolut nichts vorziehen. Das kann man personal verstehen, also Christus als die Person, der wir nichts vorziehen. Unser ganzes Streben ist dann, uns vom Geist Jesu durchdringen zu lassen. Man kann Christus aber auch – wie es Jung oft tut – als Archetyp des Selbst, der Selbstwerdung sehen. Dann geht unser ganzes Streben dahin, immer mehr zu unserem Selbst zu gelangen. Jung kann diesen Weg durchaus biblisch erläutern: Das Wort des Paulus, »Nicht mehr ich lebe, sondern Christus lebt in mir« (Gal 2,20), drückt für ihn die Erfahrung eines Menschen aus, der zu sich selbst gefunden hat. Oder noch einmal anders: »Sie kamen zu sich selbst, sie konnten sich selbst annehmen, sie waren imstande, sich mit sich selbst zu versöhnen, und dadurch wurden sie auch mit widrigen Umständen und Ereignissen ausgesöhnt. Das ist fast das Gleiche, was man früher mit den Worten ausdrückte: Er hat seinen Frieden mit Gott gemacht, er hat seinen eigenen Willen zum Opfer gebracht, indem er sich dem Willen Gottes unterwarf« (Jung, GW 11 § 138).

Kapitel V

Selbstwerdung in der Bibel

Die Bildhaftigkeit der benediktinischen Spiritualität und die bildhafte Auslegung der Bibel

Um biblische Texte als Weg zur Selbstwerdung zu verstehen, braucht es eine bildhafte Auslegung. Schon Benedikt hat in seiner Regel biblische Worte bildhaft ausgelegt, beispielsweise wenn er schreibt, wir sollten die Gedanken, die uns gefangen nehmen, am »Felsen Christus zerschmettern« (RB 4,50). Damit nimmt er den Psalmvers 137,7 auf, in dem es heißt: »Wohl dem, der deine Kinder packt und sie am Felsen zerschmettert«. Natürlich ist das nicht wörtlich zu verstehen, sondern als Bild für unseren Umgang mit den Gedanken.

Der Prolog der Regel ist voll solcher biblischen Bilder. Da ist vom Zelt des Herrn die Rede, in dem wir wohnen wollen, und vom arglistigen Teufel, der uns davon abhalten möchte. Da geht es darum, dass der Mönch sein Haus auf den Felsen baut und nicht auf den Sand seiner Illusionen. Den Abt beschreibt Benedikt mit den archetypischen Bildern des Hirten und des Arztes. Benedikt gebraucht nicht nur viele Bilder, seine ganze Sprache ist bildhaft und damit der Sprache der Bibel verpflichtet.

Diese Bildhaftigkeit hat Benedikt von den Wüstenvätern übernommen, denn auch in den Vätersprüchen, die uns überliefert sind, lassen sich diese finden. Da wird der Mönch mit einem Hund verglichen, der den Geruch des Hasen in der Nase hat. Er verfolgt den Hasen durch alles Dorngestrüpp hindurch, bis er ihn erreicht, während die anderen Hunde, die nur dem ersten Rudelführer folgen, aufgeben, sobald es Schwierigkeiten gibt. Der Hund steht hier für den Mönch, der Gott sucht, für den der Hase als Bild dient. Der Mönch, der nur von Gott gehört hat, aber den Geruch Gottes nicht in sich spürt, wird auf seinem Weg bald kehrtmachen, weil es ihm zu anstrengend ist. Nur wenn er den »Gottesgeruch« in seiner Nase hat, wird er weitersuchen, bis er Gott wirklich erfahren kann. Ein anderer Mönch vergleicht sich selbst mit einem Hund, der bissig ist und daher an die Leine genommen werden muss, damit er andere nicht beißt. An die Leine nehmen bedeutet hier, sich allein in sein Kellion, seine Zelle zurückzuziehen, bis die Aggressionen überwunden sind. Als ein anderer Mönch mit seinen Emotionen nicht zurechtkommt und am liebsten das Mönchsein aufgeben möchte, geht der Wüstenvater Poimen mit ihm an die frische Luft. Dann fordert er ihn auf, er solle mit seinem Obergewand den Wind abhalten. Als der darauf antwortet, das sei nicht möglich, meinte Poimen: »Genauso wenig kannst du die Gedanken daran hindern, dass sie zu dir kommen. Es ist deine Aufgabe, mit ihnen zu kämpfen« (Apo 602).

Der Weg der Selbstwerdung wird bei den frühen Mönchen immer in Bildern beschrieben. Auch die Theologie des Evagrius Ponticus ist voll davon. Er vergleicht beispielsweise den Mönch mit einem guten Türhüter, der alle Gedanken, die eintreten wollen in sein Haus, befragt, ob sie ihm wohlgesonnen sind oder ob sie Hausbesetzer seien, die ihm das Hausrecht streitig machen.

Selbst wenn die Wüstenmönche einander ermahnen, nicht über andere zu richten, tun sie das häufig durch bildhaftes Handeln. Das zeigt die Geschichte von Abba Mose. In einer Versammlung sprachen die Mönche über einen Bruder, der gefallen war. Darauf reagiert Abba Mose so: »Mose erhob sich und nahm einen durchlöcherten Korb, füllte ihn mit Sand und nahm ihn auf die Schulter. Die Brüder gingen ihm entgegen und sagten zu ihm: ›Was ist das, Vater?‹ Da sprach der Greis zu ihnen: ›Das sind meine Sünden. Hinter mir rinnen sie heraus, und ich sehe sie nicht, und nun bin ich heute gekommen, um fremde Sünden zu richten.‹ Als sie das hörten, sagten sie nichts mehr zu dem Bruder, sondern verziehen ihm« (Apo 496). Eine Ermahnung durch Bilder ist sanfter, als auf moralische Gebote zu pochen. Auf diese Art hat auch Jesus versucht, Menschen zur Umkehr zu bewegen, denn seine Gleichnisse sind häufig nichts anderes als Symbolgeschichten voller sprachlicher Bilder.

Bilder berühren unser Herz mehr als kalte Begriffe oder nüchterne Definitionen. Bilder wollen sich in uns einbilden. Sie sind offen, wie Fenster, durch die wir hindurchschauen, um nach der Wahrheit Ausschau zu halten. Der Schriftsteller Erhart Kästner hat in seinem Buch »Die

Stundentrommel vom heiligen Berg Athos« ein Hohelied auf die Bilder angestimmt. Er zitiert dabei Platon, der meinte, Bilder seien Fenster in der Dunkelheit: »Wahrheit will wohnen. Und sie kann nicht anders wohnen als im Bild [...] Bilder sind Fenster, Begriffe aber sind Linsen: Man muss sie mit großer Vorsicht anwenden. Wer wird Gott mit Linsen zudringlich anschauen wollen? Warum, warum hätte sonst Christus die Dinge der Welt mit solcher Bildfracht beladen?« (Kästner 104f). Alles wird für Christus zum Gleichnis für Gott: der Hirte, der Sämann, der Winzer, das Senfkorn. Dadurch werden alle Dinge in Bilder für das Geheimnis unseres Lebens mit Gott verwandelt. Das entspricht der benediktinischen Spiritualität, für die alle Dinge des Alltags zu dieser göttlichen Sphäre gehören, weil alle Dinge mit den Augen der Transzendenz angeschaut werden. Alles ist offen für Gott. Erhart Kästner meint, indem alle irdischen Dinge Bilder für das Heil werden, geschieht »eine Verwandlung, die in der Verwandlung von Brot und Wein wohl ihren höchsten, aber nicht einsamen Ausdruck besitzt« (Kästner 107).

Hsin-Ju liebt ebenfalls sprachliche Bilder. In ihren Vorträgen nutzt sie diese häufig, um den Zuhörern die benediktinische Spiritualität und die Jungsche Psychologie nahezubringen. So vergleicht sie die Schattenseiten eines Menschen manchmal mit kleinen Kindern, die durch die offene Tür unseres Geistes aus dem Unbewussten ins Bewusstsein treten. Wenn wir uns nicht um die Kinder kümmern, werden sie Unfug treiben und das Zimmer verwüsten. Oder sie vergleicht unseren Schatten mit einem schwarzen Hund: Wenn wir ihn vernachlässigen oder ihn hart behandeln, wird er bissig werden. Nur wenn wir liebevoll mit ihm umgehen, wird er uns beschützen und uns auf unserem Weg begleiten. Das ist die Stärke von Bildern: abstrakte Wahrheiten verständlich werden zu lassen. Bilder berühren Menschen stärker als eine abstrakte Theorie, weil sie einfacher und häufig intuitiv verständlich sind, also nicht den »Umweg« über unseren Verstand machen müssen.

Was Hsin-Ju mit dem Bild des Hundes für den Schatten zu erklären versucht, das wird auf eindrückliche Weise in dem Märchen der Brüder Grimm »Drei Sprachen« beschrieben. Da lernt der Sohn eines Grafen die Sprache der Hunde, der Frösche und die Sprache der Vögel, anstatt, wie vom Vater gewollt, sich Weisheit und Wissen anzueignen. Der enttäuschte Vater gibt daraufhin den Befehl, den Sohn zu töten. Doch der kann fliehen und sucht Zuflucht in einer Burg. Der Burgherr kann ihm als Obdach nur den Turm anbieten, in dem wilde Hunde hausen, die schon manchen verschlungen haben. Doch der junge Mann hat keine Angst vor ihnen, er kann ja ihre Sprache sprechen. So nimmt er etwas Futter mit und redet freundlich mit den Hunden. Daraufhin verraten sie ihm, dass sie einen Schatz hüten. Sie zeigen ihm, wo er graben muss, und helfen ihm dabei. Dann verschwinden sie. Das ist für mich ein schönes Bild, wie wir mit unserem Schatten umgehen sollen: Wir sollen mit unseren Schattenseiten sprechen und sie nähren. Dann werden sie uns verraten, wo der Schatz zu finden ist, der in uns schlummert: unser wahres Selbst. Das zeigt uns Jesus auf ähnliche Weise im Gleichnis vom Schatz im Acker (Mt 13,44): Wir müssen uns durch die Erde hindurchgraben, uns die Hände schmutzig machen, damit wir tief unten den Schatz entdecken, unser wahres Selbst.

Die Bildhaftigkeit benediktinischer Spiritualität weist darauf hin, dass sie stärker von der Anima geprägt ist als beispielsweise die ignatianische, die das Rationale und daher eher den Animus in den Vordergrund stellt. Von der benediktinischen Spiritualität geht mehr Wärme aus, was für den amerikanischen Psychologen Robert A. Johnson ein wesentlicher Aspekt der Anima ist (vgl. Johnson 47). Die Anima drückt sich eher in Bildern aus als in abstrakten Begriffen. Sie ist »die natürliche Brücke zu den tiefsten Schichten der Psyche« (Jacobi 57). Alle Mythen arbeiten mit Bildern. Sie bringen uns in Berührung mit der Weisheit des kollektiven Unbewussten, in dem sich die Erfahrungen der ganzen Menschheit gesammelt haben, gerade auch die spirituellen Erfahrungen, die Menschen in frühen Zeiten mit Gott und dem Göttlichen gemacht haben.

In der benediktinischen Spiritualität spielt die Heilige Schrift eine wichtige Rolle. Täglich sollen die Mönche die *lectio divina*, das »göttliche Lesen« üben, bei der sie die Worte der Bibel in sich eindringen lassen. Dabei haben sich die Mönche immer schon von der mystischen Schriftauslegung, wie sie der Kirchenvater Origenes entwickelt hat, leiten lassen. Diese Art der Schriftauslegung schaut auf die Sprachbilder und sieht darin immer auch Bilder für uns selbst, für unseren inneren Entwicklungsweg. Sie wurde durch die tiefenpsychologische Schriftauslegung sozusagen neu wiederentdeckt. Psychologen wie John Sanford, Maria Kassel und Eugen Drewermann haben die tiefenpsychologische Schriftauslegung praktiziert. Dabei wurden sie alle vor allem von der Tiefenpsychologie C. G. Jungs angeregt.

Die bildhafte oder tiefenpsychologische Interpretation der Bibel zeigt, dass es auch in der Bibel um den Weg der Selbstwerdung geht. So kann man die vier Schritte zur Individuation in biblischen Bildern wiederfinden, wenn man sie durch die »tiefenpsychologische Brille« betrachtet.

Schritte zur Selbstwerdung

Relativierung der Persona

In den biblischen Geschichten treten häufig bestimmte Menschen als Repräsentanten eines gewissen Typus auf. So spielen darin beispielsweise die Pharisäer als Gegner Jesu und als Bild für streng- und vor allem buchstabentreue Gläubige und religiöse Führungspersönlichkeiten eine Rolle. Wenn man so will, tragen die Pharisäer in diesen Erzählungen eine starre Maske. Sie haben von sich das Bild eines perfekten Gläubigen, eines besonders frommen Menschen. Die Persona ist sozusagen stark ausgeprägt und dominiert ihr Bild, das sie nach außen hin von sich zeigen. Doch dahinter steht ein starkes Ego, das glänzen möchte: »Alles, was sie tun, tun sie nur, damit die Menschen sie sehen« (Mt 23,5). Jesus beschreibt in drastischen Bildern den Widerspruch zwischen dem Schein nach außen und dem Sein im Innern: »Ihr seid wie die Gräber, die außen weiß angestrichen sind und schön aussehen; innen aber sind sie voll Knochen, Schmutz und Verwesung. So erscheint auch ihr von außen den Menschen gerecht, innen aber seid ihr voll Heuchelei und Ungehorsam gegen Gottes Gesetz« (Mt 23,25f).

Im Lukasevangelium finden wir die Geschichte, in der dem frommen Pharisäer als Gegenbild der betende Zöllner gegenübergestellt wird. Der fromme Pharisäer lobt im Gebet sich selbst und schaut verächtlich auf den Zöllner herab. Dieser dagegen »wagte nicht einmal, seine Augen zum Himmel zu erheben, sondern schlug sich an die Brust und betete: Gott sei mir Sünder gnädig!« (Lk 18,13). Jesus folgert daraus: »Dieser (der Zöllner) kehrte als Gerechter nach Hause zurück, der andere nicht« (Lk 18,14). Der Pharisäer, der sich selbst für gerecht hält, ist vor Gott nicht gerecht. Der Zöllner, der sich seiner Sünde, seinen Schattenseiten stellt, wird von Gott gerecht gemacht, er wird von Gott ausgerichtet.

Jung meint, streng vorschriftsmäßiges Verhalten, an dem Menschen häufig festhalten, sei oft ein Hindernis für ihre Verwandlung. Das lässt sich auch gut am Gleichnis vom verlorenen Sohn deutlich machen, hier an der Gestalt des älteren Bruders. Er ist verletzt und wütend, weil sein Bruder sich sein Erbe hat auszahlen lassen, es durchgebracht hat und jetzt zum Vater zurückkehrt. Dieser verzeiht ihm nicht nur, sondern veranstaltet auch noch ein Fest zu seiner Rückkehr. Daraufhin sagt der ältere Bruder, der immer alles so getan hat, wie man es von ihm erwartete, zu seinem Vater: »So viele Jahre schon diene ich dir, und nie habe ich gegen deinen Willen gehandelt« (Lk 15,29). Hinter diesem vorschriftsmäßigen Verhalten stecken aber verdrängte Bedürfnisse, die er selbst nie äußern konnte. Und er projiziert seine verdrängten sexuellen Bedürfnisse auf den jüngeren Bruder, wenn er sagt, dieser habe das Vermögen des Vaters mit Dirnen durchgebracht. Davon ist in der Erzählung gar nicht die Rede, es sind seine eigenen Fantasien. Jesus lässt es im Gleichnis offen, ob der Vater den älteren Sohn mit seiner Barmherzigkeit verwandeln kann. Auf jeden Fall scheint das aber schwieriger zu sein als die Verwandlung des jüngeren Sohns, der seine Bedürfnisse maßlos ausgelebt hat, aber dadurch auch seiner eigenen Wahrheit und seinen Schattenseiten begegnet ist.

Einer, der an seiner starren Persona besonders gelitten hat, war Paulus, der von seiner Ausbildung her den Pharisäern zuzuordnen war und daher voller Eifer steckte, alle Gesetze zu erfüllen. Doch dann stürzt er auf dem Weg nach Damaskus, wo er die Christen gefangen nehmen wollte, zu Boden. Im übertragenen Sinn stürzten in diesem Moment sein ganzes bisheriges Lebensgebäude, seine Maßstäbe, sein Eifer, die Christen zu bekämpfen, zusammen. Und er spürte, dass er sich letztlich genauso nach Freiheit sehnte. Das, was er bekämpft hatte, war auch in ihm. Er hatte es bisher hinter seinem Selbstbild, hinter seiner Persona versteckt. Später macht er die Erfahrung, dass hinter seiner frommen Maske auch andere Kräfte in ihm wirken. So schreibt er: »Ich begreife mein Handeln nicht. Ich tue nicht das, was ich will, sondern das, was ich hasse« (Röm 7,15). Er erkennt, dass in ihm auch Böses ist, das ihn dazu drängt, anders zu handeln, als er möchte und bekennt offen, dass hinter seinem perfekten Bild von sich selbst Schattenseiten sind, denen er sich ehrlich stellen muss.

Integration des Schattens

Hsin-Ju hat in der Geschichte von Mose und seinem Volk in der Wüste auf dem Weg nach Edom (Num 21,4–9) ein eindrucksvolles Bild für die Integration des Schattens erkannt: Die Israeliten brechen unter Moses Führung vom Berg Hor nach Edom auf, aber unterwegs beginnen die Israeliten zu murren, weil es ihnen an allem mangelt. Hsin-Ju meint, das Volk, das sich über den Mangel an Wasser, Brot und Fleisch beschwert, ist noch nicht wirklich verwandelt, obwohl es der Gefangenschaft in Ägypten entkommen ist. Indem die Israeliten sich bei Mose beschweren und gegen Gott murren, verdrängen sie ihren Schatten, ihre eigene Abhängigkeit von äußeren Dingen wie Fleisch und Brot, und ihre Angst vor Selbstbestimmung und Selbstverantwortung. Sie bleiben wie Sklaven in der Opferrolle und projizieren ihren Schatten auf Mose und auf Gott. Der verdrängte Schatten wird im Folgenden der Geschichte zur Giftschlange: Gott schickt »Feuerschlangen unter das Volk. Sie bissen das Volk und viel Volk aus Israel starb«. Dann befiehlt der Herr Mose, eine Schlange aus Kupfer auf einer Stange zu befestigen. Wenn die Israeliten zur Schlange aufschauen, werden sie geheilt, statt am Biss zu sterben. Die Giftschlange wird also zur Heilschlange. Der Schatten wird zum Licht, wie C. G. Jung häufiger sagt und wie es der Epheserbrief in dem Vers ausdrückt: »Alles, was aufgedeckt ist, wird vom Licht erleuchtet. Alles Erleuchtete aber ist Licht« (Eph 5,13f).

Was hier vom Volk Israel erzählt wird, gilt auch für den Einzelnen: Solange wir unsere Unzufriedenheit auf andere projizieren, verdrängen wir unseren eigenen Schatten. Der Prozess der Verwandlung beginnt, indem wir zur Schlange, zum Schatten aufschauen und ihn genau betrachten. Dann wird sich das Gift in Heilung verwandeln.

Aufgrund dieser Geschichte hat Hsin-Ju fünf Schritte entwickelt, die zur Verwandlung des Schattens in Licht und in heilende Kraft führen: 1. Wahrnehmen. 2. Annehmen. 3. Integration. 4. Verwandlung. 5. Heiligung, Ganzwerdung. Diese fünf Schritte werden von Jesus aufgegriffen in seinem Wort: »Wie Mose die Schlange in der Wüste erhöht hat, so muss der Menschensohn erhöht werden, damit jeder, der glaubt, in ihm das ewige Leben hat« (Joh 3,14). Wir müssen also zunächst unseren Schatten wahrnehmen und dann annehmen, so wie Jesus uns dazu auffordert, unser Kreuz auf uns zu nehmen. Das Kreuz ist zugleich ein Bild für die Integration. Denn es verbindet alle Pole miteinander: Licht und Dunkel (die Vertikale), Bewusstes und Unbewusstes (die Horizontale). Integration bedeutet, den Schatten in uns hineinzunehmen, aber zugleich einzuordnen, woher er kommt und wie er zu unserer Lebensgeschichte gehört. Wir integrieren den Schatten, wenn wir angemessen auf ihn reagieren. Dann wird unser Schatten weder uns selbst noch die anderen »beißen«. Das Kreuz bedeutet für Johannes zugleich Vollendung der Liebe. Es ist die Liebe, die den Schatten in uns integriert, die alles in uns aufnimmt. Dann geschieht in uns Verwandlung, dann wird der Schatten in Licht verwandelt.

Verwandlung ist ein Prozess, das Ziel dieses Prozesses ist die Heiligung, die Ganzwerdung, dass wir zum Selbst gelangen, wie C. G. Jung es formuliert. Aus spiritueller Sicht bedeutet Heiligung, dass die einmalige Gestalt, die Gott jedem von uns zugedacht hat, in uns aufleuchtet, dass das Bild Jesu in uns Wirklichkeit wird und wir von seinem Geist erfüllt sind. Es ist die Vollendung des Individuationsprozesses und zugleich des spirituellen Weges. Nur wenn die Einzelnen sich durch die Integration ihrer Schattenseiten verwandeln, wird auch das ganze Volk verwandelt und kann in das Gelobte Land, in das Land der Selbstwerdung und Ganzwerdung, einziehen.

Ein anderes Bild für den angemessenen Umgang mit dem Schatten ist das Gleichnis vom Unkraut im Weizen: »Mit dem Himmelreich ist es wie mit einem Mann, der guten Samen auf seinen Acker säte. Während nun die Leute schliefen, kam sein Feind, säte Unkraut unter den Weizen und ging wieder weg. Als die Saat aufging und sich die Ähren bildeten, kam auch das Unkraut zum Vorschein« (Mt 13,24–26). Die Knechte wollten dann das Unkraut ausreißen, damit der Weizen besser wachsen kann. Doch der Mann sagt: »Nein, sonst reißt ihr zusammen mit dem Unkraut auch den Weizen aus. Lasst beides wachsen bis zur Ernte. Wenn dann die Zeit der Ernte da ist, werde ich den Arbeitern sagen: Sammelt zuerst das Unkraut und bindet es in Bündel, um es zu verbrennen, den Weizen aber bringt in meine Scheune« (Mt 13,29f). Die Wurzeln des Unkrauts sind eng mit den Wurzeln des Weizens verbunden. Man kann daher das Unkraut nur zurückschneiden, damit es nicht wuchert und den Weizen erstickt. Doch herausreißen kann man es nicht. Genauso wenig können wir unsere Schattenseiten aus uns herausreißen. Wir müssen sie bewusst anschauen und versuchen, sie zu akzeptieren und schließlich zu integrieren. Dann wird unser Weizen, unsere »Lebensfrucht«, wachsen. Ohne den Schatten, das »Unkraut«, in uns anzuschauen und einen Umgang damit zu finden, wird unser Leben nicht fruchtbar. Spätestens im Tod wird dann das Unkraut in uns vom Weizen getrennt und verbrannt. Dann wird unsere Frucht sichtbar und in Gott vollendet.

Wenn in der Bibel von Geschwistern erzählt wird, sind dies häufig typische Schattengeschichten. Hsin-Ju interessiert dabei besonders der Unterschied im Blick auf den Schatten zweier Brüder und zweier Schwestern, etwa Jakob und Esau und Martha und Maria. Der Schatten entsteht bei Geschwistern durch die unterschiedliche Zuwendung von Vater und Mutter und durch die je andere Weise, wie Brüder und Schwestern versuchen, die Eltern auf sich aufmerksam zu machen. Jeder spielt dabei seine eigene Rolle und verdrängt das, was der Bruder oder die Schwester lebt, in den Schatten. Dabei gibt es zwischen Männern und Frauen deutliche Unterschiede.

Jakob hat sich durch einen Trick den Segen des Vaters erschlichen, obwohl dieser eigentlich seinem Bruder Esau zugestanden hätte. Als Esau ihn voller Wut verfolgt, flieht Jakob in ein anderes Land und lebt dort viele Jahre in der Fremde. Doch irgendwann möchte er nach Hause zurückkehren, der »Schatten« seines Bruders, der unerledigte Konflikt mit ihm lässt ihm keine Ruhe. Als Jakob eine Furt, die die Grenze zum Land seines Bruders bildet, überquert, wird ihm gemeldet, dass Esau ihm mit 400 Mann entgegenkommt. Jetzt hat Jakob auf einmal Angst vor seinem Bruder, vor seinem eigenen Schatten. Er bringt seine Frauen und Kinder und seinen ganzen Besitz über die Furt und bleibt allein zurück. Es heißt in der Erzählung dann: »Als nur noch er allein zurückgeblieben war, rang mit ihm ein Mann, bis die Morgenröte aufstieg« (Gen 32,25). Es bleibt offen, wer es war, mit dem er rang, ob ein Feind, ein Engel oder Gott selbst. Man kann ihn auch als den Schatten Jakobs verstehen, dem er sich nun stellen muss. Als der Mann ihn im Kampf auffordert, ihn loszulassen, antwortet Jakob: »Ich lasse dich nicht los, wenn du mich nicht segnest« (Gen 32,27). Die Auseinandersetzung mit dem Schatten wird zum Segen für ihn. Aber er trägt eine Verletzung aus diesem Kampf davon: Er hinkt. Jakob geht jetzt langsamer und achtsamer seinen Weg. Seine Verwandlung zeigt sich jedoch auch im Bild der Sonne, die aufgeht, die seinen Weg nun erhellt. Er zieht durch den Fluss, beginnt einen neuen Lebensabschnitt, auf dem er seinen Schatten nicht mehr verdrängen kann. Sein Schatten ist für ihn zum Segen geworden, aber nur, weil er sich ihm gestellt hat.

Hsin-Ju liebt besonders die Geschichte von Martha und Maria, weil sie sich darin selbst wiederfindet. Sie meint, der Schatten von Martha sei ihre eigene Anima. Wie Martha packt sie zu, kann organisieren. Sie möchte nicht schwach erscheinen wie eine Prinzessin. Aber sie hat auch das Bedürfnis nach Anerkennung von außen. Sie sehnt sich nach Liebe und Fürsorge. Doch das hat sie verdrängt.

Das ist typisch für die älteste Tochter, es gibt inzwischen dazu sogar einen Fachausdruck: »Eldest Daughter Syndrome«, also das »Älteste-Tochter-Syndrom« (in Asien oft auch »Ältester-Sohn-Syndrom«). Die älteste Tochter wird oft von den Eltern aufgefordert, sich um die kleine Schwester zu kümmern, den Eltern in ihrer Erziehungsrolle zu helfen und alles besonders gut zu machen als Vorbild für die Geschwister. Viele nehmen diese Rolle einfach an, um die Anerkennung von den Eltern zu bekommen. Aber sie haben ihre eigenen Bedürfnisse und ihren eigenen Charakter verdrängt.

Ähnliches geschieht in der bekannten Geschichte vom verlorenen Sohn. Aber auch in der von Maria und Martha (Lk 10,38–42). Maria lebt Marthas Schatten, indem sie für sich selbst sorgt und sich zu Füßen Jesu setzt. Aber sie hat auch einen eigenen Schatten: Sie möchte gerne in ihrer eigenen Komfortzone bleiben, sich auf kein Abenteuer einlassen und um sich selbst kreisen. Hsin-Ju meint, heute sei die Anima bei vielen Frauen im Schatten, weil sie in so vielen Lebenssituationen mit Männern konkurrieren müssten. Jesus will die Frauen davon befreien. Er ermutigt Martha, ihren Schatten zu leben. Sie braucht nicht ständig von außen Zuwendung, sie kann innehalten und spüren, was sie selbst braucht, mit sich selbst liebevoll umgehen. Sie muss nicht eine Prinzessin sein wie Maria, die sich zu Füßen Jesu setzt. Jesus sagt in dieser Geschichte, Maria habe »das Gute gewählt«. Das, was Maria tut, ist, gut. Aber Jesus ermutigt auch Martha, das Gute für sich zu wählen. Sie soll nicht Maria kopieren, sondern dankbar für ihre eigene Stärke sein, zugleich auch gut für sich selbst sorgen und sich unabhängiger machen von der Anerkennung durch andere. Hsin-Ju erkennt in dieser Geschichte, dass Jesus weder

Maria noch Martha bevorzugt, sondern jede ermutigt, ihr Frausein auf ihre je eigene Weise zu leben, sich nicht mit anderen zu vergleichen, sondern die einzigartige Frau zu sein, die sie ist. Das erlebt sie als Befreiung von dem Druck, ständig um die Zuwendung von außen zu kämpfen.

Eine andere Schattengeschichte ist die Erzählung vom Propheten Elija. Dieser hatte in einer heftigen Schlacht alle 450 Baalspriester getötet, die wiederum ihn töten wollten. Was für ein Kraftakt, was für ein Sieg, könnte man meinen. Im Kampf für den Gott Israels scheint er auf dem Gipfel seines Erfolges angekommen zu sein. Doch Isebel, deren Untertanen er getötet hat, verfolgt ihn, so flieht er in die Wüste. Anfangs will er sich hier nur in Sicherheit bringen. Doch dann »setzte er sich unter einen Ginsterstrauch und wünschte sich den Tod. Er sagte: Nun ist es genug, Herr. Nimm mein Leben; denn ich bin nicht besser als meine Väter« (1 Kön 19,4). Die Baalspriester stehen in diesem Gleichnis als Bild für den Erfolg, die Karriere, in der Gott einen Zweck hat: Er dient seinem Erfolg. Elija kämpft für Jahwe, der sich aber nicht benutzen lässt. Erschöpft muss er erkennen, dass das, was er in den Baalspriestern bekämpft hat, auch in ihm selbst steckt. Er wollte den reinen Glauben verkünden, realisiert aber, dass er mit seiner Predigt auch auf Erfolg aus war. Elija begegnet in der Wüste seinem Schatten. Und es braucht einen Engel, um ihn aus dieser lebensfeindlichen Gegend und seiner Todessehnsucht herauszuholen: Der Engel weckt ihn zweimal auf, gibt ihm zu essen und zu trinken und richtet ihn so weit auf, dass er vierzig Tage durch die Wüste zum Gottesberg Horeb wandern kann. Dort zeigt ihm Gott, dass er anders ist, als Elija sich Gott bisher vorgestellt hat. Er ist nicht im Feuer, im Sturm und im Erdbeben zu finden, sondern im leisen Säuseln des Windes, in »der Stimme verschwebenden Schweigens«, wie Martin Buber es übersetzt. Elija hatte sich Gott als den Mächtigen vorgestellt, der alles umstürzt und sich in einem heftigen Sturm den Menschen zeigt. Jetzt erscheint er ihm in der zarten Stille eines leisen Windsäuselns. Man könnte sagen: Statt des Bildes eines männlichen, machtvollen Gottes, offenbart sich ihm ein weiblicher Gott, das Bild eines Gottes, der im zärtlichen Wind erfahrbar wird.

Integration von Anima und Animus

Für die Integration von Anima und Animus möchten wir nur die beiden wichtigsten Gestalten des Neuen Testamentes anschauen: Jesus und seine Mutter Maria.

Jesus als einsgewordener Mann

Im Jahr 1975 schrieb die Psychologin Hanna Wolff zum einhundertsten Geburtstag von C. G. Jung das Buch: »Jesus der Mann. Die Gestalt Jesu in tiefenpsychologischer Sicht«. Sie zitiert darin C. G. Jung mit der Aussage, es sei Jesu Verdienst, »dass er als ein Erstling uns das Vorbild des ›teleios‹, des integralen und integrierten Menschen darstellt« (Jung, Briefe II, 219). Seitdem sind einige weitere Bücher erschienen, die Jesus als einen Mann beschreiben, der in sich Anima und Animus integriert hat. Das zeigt sich vor allem in seinem Verhalten Frauen gegenüber. Er begegnet ihnen völlig offen und auf Augenhöhe. Während es bei den jüdischen Rabbis keine Frauen als Schülerinnen gab, folgten Jesus viele Frauen nach. Sie gehörten zu seinem Jüngerkreis und unterstützen ihn nicht nur mit ihrem Vermögen, sondern auch durch ihr Dasein. Denn so kann man das griechische Wort *hyparchonta* auch übersetzen, das im Lukasevangelium benutzt wird, um ihre Art der Nachfolge zu beschreiben (Lk 8,3). Sie bereichern also Jesus und auch die Gemeinschaft der Jünger, bringen ihre Fähigkeiten ein, wie man das Wort *diakonein* verstehen kann, das in diesem Zusammenhang ebenfalls genutzt wird. Man könnte es aber auch als »dem Leben dienen, Leben wecken« verstehen: Die Frauen dienten nicht nur Jesus, sie weckten in ihm auch die Anima auf. Und waren gleichberechtigte Jüngerinnen. Das zeigt Maria, die zu Jesu Füßen sitzt und einfach zuhört, was die typische Haltung des Jüngers oder der Jüngerin war (Lk 10,39).

Jesus tritt den Frauen ohne Vorurteile entgegen. Er ist frei von den typisch männlichen Projektionen auf Frauen, sie als die Verführerin zu sehen. Ganz im Gegenteil tritt er beispielsweise für die Frau ein, der man vorwirft, sie habe die Ehe gebrochen, und hält den Männern bei dieser Gelegenheit ihren Projektionsmechanismus vor mit der Aussage: »Wer von euch ohne Sünde ist, werfe als Erster einen Stein« (Joh 8,7). Auch mit einer Samariterin lässt er sich auf ein längeres Gespräch ein, er nimmt sie ernst und führt sie so zu einem neuen Verständnis ihrer Existenz.

Jesus weist auch die Mütter nicht ab, die mit ihren Kindern zu ihm kommen, sondern setzt sich gegen die Jünger durch, die von den Frauen und Kindern nicht gestört werden möchten (Mk 10,13f). Er ist bereit, im Gespräch mit einer Frau auch von ihr zu lernen: Eine Kanaanäerin macht ihm klar, dass er nicht nur zu den »verlorenen Schafen des Hauses Israel gesandt« (Mt 15,24) ist, sondern dass Menschen aller Herkunft seine Hilfe brauchen.

Dass er beide Anteile, Anima und Animus, in sich integriert hatte, zeigt sich bei Jesus zudem in seiner Fähigkeit, Gefühle zu zeigen. Er lässt sich auf andere ein. Und fühlt auch mit der Schöpfung. Daher kann er so beeindruckend von den Lilien des Feldes, von den Vögeln des Himmels, von der Saat, die aufgeht, erzählen.

Maria als einsgewordene Frau

Ein anderes Beispiel für die Integration von Anima und Animus ist Maria, die Mutter Jesu. Erstaunlich an dieser Figur ist immer wieder, dass sie in dem Moment, in dem ihr der Engel verkündet, dass sie einen Sohn gebären wird, sich einfach auf die Botschaft des Engels einlässt. Sie wagt das Abenteuer dieser sonderbaren Geburt und antwortet dem Engel: »Ich bin die Magd des Herrn, mir geschehe, wie du es gesagt hast« (Lk 1,38).

In den letzten Jahrhunderten stand aber häufig bei der Betrachtung dieser Szene nicht die große Bereitschaft Marias, sich auf dieses Abenteuer einzulassen, im Vordergrund, sondern ein Detail, das hier im Text genannt ist: die Jungfräulichkeit Marias. Viele stoßen sich an dieser jungfräulichen Geburt. Das ist nachvollziehbar, wenn man den Text wörtlich nimmt. Doch so ist es hier nicht gemeint. Der Jungianer Robert A. Johnson meint, für jeden, der den Weg der Individuation geht, hat die jungfräuliche Geburt Jesu

»eine mächtige Bedeutung, weil sie uns mitteilt, dass dieses wunderbare Ereignis, die Geburt Christi in uns, durch die Verbindung göttlicher Kräfte mit der immerwährenden menschlichen Seele entsteht. Dass Christus also in uns geboren werden kann, wenn unsere Seele Kontakt mit Gott aufnimmt, und indem sie das tut, das ist ebenso wundervoll und unglaublich wie die jungfräuliche Geburt selbst« (Johnson 42f). Die jungfräuliche Geburt ist für ihn daher ein Bild für die gelungene Integration von Anima und Animus. Wenn beide Kräfte in uns verbunden werden, dann ist es wie eine Geburt, die von Gott her in uns geschieht.

Nach der Ankündigung, dass Christus – ein Bild für den Animus – in ihr geboren werden wird, macht sich Maria auf den Weg. Jetzt ist sie mutig und wagt sich allein über das Gebirge. Der wachsende Animus in ihr gibt ihr die Kraft und den Mut dazu. Als sie bei ihrer Cousine Elisabet ankommt und sie begrüßt, »hüpft das Kind in ihrem Leib«, denn Elisabet ist ebenfalls schwanger. Sie kommt also in Berührung mit sich selbst, mit dem Animus in sich. Das war für sie nicht unproblematisch, da sie schon älter zu sein scheint. Ihr Mann hatte sie deswegen entwertet, ihr gesagt, sie sei zu alt, sie könne kein Kind mehr bekommen. Er hatte sie festgelegt auf das Bild, das er von ihr hatte. Jetzt bricht sie daraus aus und wird sie selbst.

Elisabet preist nun die jüngere Frau. Und Maria singt ihr berühmtes Lied, das *Magnificat*. Darin zeigt sie, dass sie ganz Frau ist. Die Anima wird hörbar in den ersten Strophen, in denen sie von sich selbst spricht: »Meine Seele preist die Größe des Herrn und mein Geist jubelt über

Gott, meinen Retter« (Lk 1,45f). Das griechische Wort für Retter, *soter*, bedeutet auch: »der mich ganz macht, der in mir alles miteinander verbindet«. Maria schaut voller Selbstvertrauen auf sich: »Von nun an preisen mich selig alle Geschlechter. Denn Großes hat der Mächtige an mir getan« (Lk 1,48f). Der Animus in ihr wird deutlich, wenn sie davon singt, dass Gott alle Maßstäbe dieser Welt infrage stellt, dass er die Mächtigen vom Thron stürzt und die Niedrigen erhöht. Das Magnificat ist von Beginn an ein politisches Lied. Nicht umsonst hat es die Befreiungstheologie in Südamerika als ein Lied gegen die ungerechten gesellschaftlichen Verhältnisse verstanden.

In der Erzählung von der Geburt des Kindes im Stall von Betlehem ist Maria ganz Mutter. Und hört genau hin, was die Hirten ihr von ihrem Kind erzählen. Sie »bewahrte alles, was geschehen war, in ihrem Herzen und dachte darüber nach« (Lk 2,19). Im Griechischen stehen hier zwei Worte: *synterein*, »zusammenschauen«, und *symballein*, »zusammenwerfen, hin und her bewegen«. Maria sieht das Kind zusammen mit den Worten, die die Hirten über es sagen, und erkennt so, was das Geheimnis ihres Kindes ist. Sie legt es nicht fest durch ihre eigenen Erwartungen. Denn sie werden enttäuscht werden. Zum ersten Mal, als Jesus mit zwölf Jahren in Jerusalem zurückbleibt und Maria und Josef ihn drei Tage lang voller Angst suchen. Und als sie ihn endlich finden, versteht sie nicht, was Jesus ihnen auf all ihre Sorge und Angst um ihn antwortet. Aber sie nimmt sie ebenfalls auf in ihr Herz. Lukas drückt das in seinem Evangelium mit dem Wort *diaterein*, »durchschauen«, aus: Maria schaut durch die Worte hindurch auf den Grund der Seele. Dort fühlt sie sich mit ihrem Sohn verbunden. Auf dem Grund ihrer Seele fühlt sie sich eins mit dem Sohn, auch wenn sie ihn weder vom Verstand, noch vom Gefühl her verstehen kann. Das ist auch eine Einladung an uns, dass wir uns davon befreien müssen, den andern immer zu verstehen. Aber trotzdem sind wir auf dem Grund eins mit den Menschen, zu denen wir bewusst keinen Zugang finden, in der Hoffnung, dass dieses Einswerden auf dem Grund unserer Seele auch langsam ins Bewusstsein aufsteigt. So geschah es bei Maria, die ihren Sohn immer besser verstand.

Die Integration von Anima und Animus geschieht bei Maria nicht ohne Schmerzen. Der greise Simeon verheißt ihr, als er ihren Sohn in seinen Armen hielt: »Dir selbst wird ein Schwert durch die Seele dringen« (Lk 2,35). Das Schwert weist einmal auf den Schmerz hin, den die Mutter erlebt, wenn der Sohn Wege geht, die nicht ihren Vorstellungen entsprechen. Aber es bedeutet auch Trennung: Die Mutter muss den Sohn immer wieder loslassen, sich innerlich von ihm trennen. Wenn sie ihn festhält, würde sie damit einen Entwicklungsschritt verweigern.

Am Kreuz wird die Verbindung aber auf neue Weise wiederhergestellt. Das Johannesevangelium erzählt uns, dass Maria, »seine Mutter, und die Schwester seiner Mutter, Maria, die Frau des Klopas und Maria von Magdala« (Joh 19,25) unter dem Kreuz stehen und bei Jesus aushalten. »Als Jesus seine Mutter sah und bei ihr den Jünger, den er liebte, sagte er zu seiner Mutter: Frau, siehe, dein Sohn! Dann sagte er zu dem Jünger: Siehe, deine Mutter! Und von dieser Stunde an nahm sie der Jünger zu sich« (Joh 19, 26f). Die

Kirchenväter haben diese Szene immer als Symbol gesehen, in dem mehr steckt als die Sorge Jesu um seine Mutter. Sie ist ein Bild dafür, dass durch das Kreuz, das die Einheit aller Gegensätze bedeutet, auch in Maria die Gegensätze miteinander verbunden werden, dass Maria unter dem Kreuz ganz und eins wird. Unmittelbar nach dieser Szene findet sich im Text dreimal das Wort *tetelestai*. Es bedeutet: Es ist vollendet, es ist ganz, es ist vollständig. Dieses Wort wurde auch oft in den Mysterienkulten verwendet. Es weiht die Teilnehmer in das Geheimnis des göttlichen Lebens ein.

Das Kreuz ist für den Evangelisten Johannes ein Bild für die Vollendung der Liebe und für die Ganzwerdung des Menschen. Jetzt sind in ihm alle gegensätzlichen Pole miteinander verbunden, vor allem Anima und Animus. Es ist die Liebe Jesu, die in alle Gegensätze des Menschen hineinströmt aus seinem durchbohrten Herzen. Nur wenn wir die Gegensätze in uns liebevoll behandeln, können sie eins werden miteinander, werden sie sich nicht gegenseitig bekämpfen, sondern uns zu dem ganzen Menschen führen, zu dem einmaligen Menschen, in dem das einmalige Bild, das Gott sich von uns gemacht hat, sichtbar wird und klar aufleuchtet.

Der Weg zum Selbst

In den Evangelien finden sich einige Bilder für den Weg zum Selbst. Da ist einmal das des »Reiches Gottes«, dann der Schatz im Acker und die Perle. Evagrius Ponticus vergleicht – wir erinnern uns – den innersten Kern eines Menschen auf dem Seelengrund mit einem Saphir, der leuchtet.

Jesus erzählt im Matthäusevangelium das Gleichnis vom Schatz im Acker und von der kostbaren Perle, beides Bilder für das wahre Selbst: »Mit dem Himmelreich ist es wie mit einem Schatz, der in einem Acker vergraben war. Ein Mann entdeckte ihn, grub ihn aber wieder ein. Und in seiner Freude verkaufte er alles, was er besaß, und kaufte den Acker« (Mt 13,44).

Das Himmelreich ist also wie ein Schatz, der in der Erde liegt. Um mit diesem innersten Schatz, mit dem Selbst in Berührung zu kommen, müssen wir uns durch die Erde graben. Wir machen uns die Finger schmutzig, um durch den Dreck unserer Schattenseiten und durch all die Dunkelheiten zum heiligen Raum in uns vorzudringen. Wir kommen nicht an unserer Wahrheit vorbei. Wir müssen durch sie hindurchgehen, um zum Selbst zu gelangen. Wenn wir nicht mit den Händen graben wollen, dann könnten wir uns fragen: Welches Werkzeug könnte uns helfen, zum Schatz zu gelangen? Man könnte dabei an die Werkzeuge denken, die C. G. Jung als Therapeut vorschlägt, was da wären: ehrliche Selbsterkenntnis, das Erkennen der eigenen Schattenseiten und das Durchschauen unserer Projektionsmechanismen. Es kann aber auch die Meditation sein, in der wir alles, was in uns ist, vor Gott aufdecken, damit sein Licht es erleuchtet. Dann bildet das innere Chaos nicht mehr eine harte Betonschicht, durch die wir nicht dringen, sondern wird zur lockeren Erde, durch die hindurch wir zum wahren Selbst gelangen.

Ein anderes Gleichnis erzählt von einer kostbaren Perle: »Auch ist es mit dem Himmelreich wie mit einem Kaufmann, der schöne Perlen suchte. Als er eine besonders wertvolle Perle fand, verkaufte er alles, was er besaß, und kaufte sie« (Mt 13,45f). Perlen wachsen in einer Muschel, wenn ein Sandkorn in sie eingedrungen ist. Diese Verletzung umschließt die Muschel mit kostbarem Perlmutt. Wir kommen zu unserem wahren Selbst also nur dann, wenn wir unsere Wunden anschauen und uns mit ihnen aussöhnen. Durch sie hindurch gelangen wir zur kostbaren Perle, die ein Bild ist für den Grund unserer Seele, für das wahre Selbst. Die Wunden zerbrechen die Masken, die wir aufhaben, und brechen uns auf für das Selbst. Durch die Wunden gelangen wir in den Grund unserer Seele, den wir dann als leuchtende Perle, als kostbaren Schatz, als Saphir erleben.

Im Lukasevangelium spricht Jesus noch auf andere Weise vom Reich Gottes: »Das Reich Gottes kommt nicht so, dass man es an äußeren Zeichen erkennen könnte. Man kann auch nicht sagen: Seht, hier ist es! oder: Dort ist es! Denn: Das Reich Gottes ist in euch« (Lk 17,20f). Manche Exegeten übersetzen: Das Reich Gottes ist schon mitten unter euch. Doch der evangelische Theologe und Autor Jörg Zink hat mich schon vor einigen Jahren darauf hingewiesen, dass *entos hymin* ganz klar: »in euch« bedeutet. Martin Luther hat es so übersetzt: »Das Reich Gottes ist inwendig in euch.« Im Lukasevangelium spürt man immer wieder, dass der Autor des Textes als Mystiker spricht, das kommt auch in dieser Formulierung zum Ausdruck: Das Reich Gottes ist in euch. Es ist eine innere Erfahrung. Dort, wo Gott in mir herrscht, werde ich nicht beherrscht von den Erwartungen anderer, aber auch nicht von eigenen Bedürfnissen oder von meinen Schattenseiten. Dort bin ich wirklich frei. Dort bin ich ganz ich selbst.

John Sanford, ein anglikanischer Geistlicher und Jungianer, hat das Johannesevangelium tiefenpsychologisch ausgelegt. Er versteht es als einen Weg zur Ganzwerdung des Menschen. In diesem Sinn interpretiert er vor allem die Bitte Jesu um das Einswerden: »Alle sollen eins sein: Wie du, Vater, in mir bist und ich in dir bin, sollen auch sie in uns sein, damit die Welt glaubt, dass du mich gesandt hast« (Joh 17,21). Wie Jesus mit Gott, so sollen wir im Vater und im Sohn eins sein. Clemens von Alexandrien schreibt dazu: »Auch der Mensch wird eine Einheit, wenn er zu einem rein leidenschaftslosen Zustand vergottet wird« (zit. nach Sanford 171). Das Ziel der Selbstwerdung ist einszuwerden, sodass die vielen Elemente in uns zu einer Einheit vereinigt werden. In diesem Sinn versteht auch C. G. Jung die Bitte Jesu im Johannesevangelium. Jung meinte, die Bedeutung der Worte Jesu um die Einheit liege »in der Integration all jener disparaten Teile eines Menschen zu einem Ganzen« (zit. nach Sanford 172).

Die Frage nach dem ganzen Menschen, nach dem vollendeten, vollständigen Menschen, nach dem Menschen, der zum wahren Selbst und darin zu seiner Ganzheit gefunden hat, bewegt nicht nur den Autor des Johannesevangeliums, sondern vor allem die frühchristliche spirituelle Strömung der Gnosis. In den apokryphen Evangelien (also jenen Schriften, die es nicht in den Bibelkanon geschafft haben) wird die gnostische Sicht auf Jesus und den Menschen weitergeführt, die im Johannesevangelium schon aufgeleuchtet ist. In der Gnosis steht der vollständige, ganze Mensch im

Zentrum der Lehre beziehungsweise dieser ist das Ziel des gnostischen Weges.

Ein Bild für diesen vollständigen Menschen ist die biblische Figur der Maria Magdalena. Es gibt sogar ein eigenes apokryphes Evangelium, das ihren Namen trägt. »Das Evangelium nach Maria« ist wohl im 2. Jahrhundert nach Christus entstanden und zeichnet in Maria von Magdala das Bild der Lieblingsjüngerin Jesu. Also weder Petrus noch Johannes, sondern Maria Magdalena gebührt hier diese Stellung. Es ist bemerkenswert, dass hier eine Frau das Bild des vollständigen und ganzen Menschen, das Bild des Menschen, wie Jesus ihn sich vorgestellt hat, verkörpert, während die Frauen in der Tradition und im Bibelkanon zunehmend eliminiert und in die Bedeutungslosigkeit abgeschoben worden sind.

In diesem gnostischen Text sagt Petrus zu Maria: »Schwester, wir wissen, dass der Erlöser dich weit mehr liebte als den Rest der Frauen. Sage uns die Worte des Erlösers, an die du dich erinnerst und die du kennst, wir aber nicht, und die wir nicht gehört haben« (Ceming und Werlitz 250). Maria kommt dieser Bitte nach. Doch darauf werden die Jünger eifersüchtig und zweifeln daran, dass Jesus manches nur zu Maria gesagt haben sollte. Petrus fragt: »Hat er wirklich zu einer Frau gesprochen ohne unser Wissen und nicht öffentlich? Sollen wir umkehren und wir alle auf sie hören? Hat er sie uns gegenüber dermaßen bevorzugt?« (Ceming und Werlitz 253). Doch Levi kritisiert Petrus und wirft ihm vor: »Petrus, von jeher bist du ein Mann des Zornes. Jetzt aber sehe ich dich ereifern gegen die Frau wie die Widersacher. Doch wenn der Erlöser sie würdig gemacht hat, wer bist du denn, dass du sie verwirfst? Sicherlich kennt der Erlöser sie aufs Genaueste. Deswegen liebte er sie mehr als uns. Besser sollten wir uns schämen und den vollendeten Menschen anziehen und ihn für uns selbst erwerben, wie er uns befohlen hat« (Ceming und Werlitz 253). Jesus liebte Maria, weil er sie besonders gut kannte. Die Botschaft Jesu war offensichtlich, den vollendeten Menschen anzuziehen, also den Menschen, der in sich Anima und Animus miteinander verbindet und der alles, was sonst in ihm disparat ist, in sich zu einer Einheit verbunden hat. Maria Magdalena war schon ein in diesem Sinn vollendeter Mensch, oder wie C. G. Jung es nennt: ein vollständiger, ein ganzer Mensch. Sie war die Frau, die den Animus integriert hat und zugleich ganz Frau geblieben ist. Sie ist die Frau, die auch alle Schattenseiten miteinander verbunden, die zu ihrem wahren Selbst gefunden hat.

Das apokryphe Evangelium der Maria von Magdala zeigt uns, dass Christen in der Mitte des 2. Jahrhunderts die Botschaft Jesu als einen Weg zur Vollendung, zur Ganzwerdung, zum wahren Selbst verstanden haben. Auch wenn die Kirche die apokryphen Evangelien nicht in den biblischen Kanon aufgenommen hat, so zeigt sich in diesen mystischen Texten doch eine Sehnsucht, wie sie in der christlichen Tradition immer wieder aufgebrochen ist: die Sehnsucht nach dem ganzen, vollständigen Menschen, nach dem Menschen, der das reine Bild Gottes in sich verwirklicht.

Ein spirituell-psychologischer Weg – unterwegs zum Frieden

Liebe Leserin, lieber Leser, vielleicht haben diese Gedanken, die uns beiden Autoren bei der Beschäftigung mit der Benediktsregel und der benediktinischen Spiritualität bewegt haben, auch Ihnen eine neue Sicht darauf vermittelt. Es ist natürlich nur eine Sichtweise unter vielen. Aber uns beiden ist es wichtig, dass wir unsere christliche Tradition immer auch mit den Erkenntnissen aus der Psychologie verbinden. Denn dann wird deutlich, dass diese alten Texte – etwa die Bibel und die Regel Benedikts oder seine Lebensbeschreibung, verfasst von Papst Gregor – auch für uns heute von Bedeutung sind. Sie wollen uns in sprachlichen und seelischen Bildern deutlich machen, wer wir sind und wer Gott ist. Zudem führen sie uns ein in die christliche Mystik, die ebenfalls häufig mit Bildern arbeitet. Die benediktinische Spiritualität ist eine mystische Spiritualität. Ihr geht es vor allem um die Erfahrung Gottes und um das Einswerden mit ihm. Der mystische Weg ist jedoch immer auch ein Weg der Selbstwerdung. Indem wir mit Gott eins werden, werden wir auch eins mit unserem wahren Selbst und zugleich mit allen Menschen.

Sowohl die Tiefenpsychologie als auch die Mystik arbeiten mit Bildern. C. G. Jung spricht von archetypischen Bildern, die in der menschlichen Seele bereitliegen, damit sie von den Bildern der Bibel oder von denen der christlichen Spiritualität angesprochen werden. Für Jung sind die archetypischen Bilder »Niederschläge stets sich wiederholender Erfahrungen der Menschheit« (Jung, GW 7 § 109). In ihnen steckt eine Kraft, die uns dazu befähigt, ähnliche Erfahrungen zu machen, und die uns zum Handeln antreibt.

Über Gott können wir nur in Bildern sprechen. Und auch das Geheimnis des Menschen und seiner Selbstwerdung vermögen wir nur durch Bilder auszudrücken und nicht in abstrakte Theorien zu pressen. Zugleich ist es wichtig zu wissen, dass Gott jenseits aller Bilder ist und dass auch wir und unser Leben ein Geheimnis sind, das zwar durch Bilder angerührt wird, das aber auch alle Bilder übersteigt. Doch die Bilder bringen uns auch – wie Jung meint – in Bewegung auf Gott hin. Sie bewirken in uns eine Kraft, die uns befähigt, unser Leben in Beziehung mit Gott zu bewältigen. Das Gottesbild – so meint Jung – hat »eine schlechthin notwendige psychologische Funktion« (Jung, GW 7 § 110). Es führt uns zu unserem Selbst, zur Individuation.

Wir haben die Erfahrung gemacht, dass eine Spiritualität, die im Dialog mit der Tiefenpsychologie C. G. Jungs steht, die Menschen heute eher berührt als eine Spiritualität, die entweder auf moralischen Vorschriften beruht oder in allzu euphorischen Worten von Gott und von der Gotteserfahrung spricht. Bilder sind einfach Fenster, durch die wir hindurchschauen auf das unbeschreibliche Geheimnis Gottes und das unbegreifliche Geheimnis des Menschen und seines Weges der Individuation.

So wünschen wir den Lesern und Leserinnen nicht nur, dass sie eine neue Sicht auf die benediktinische Spiritualität gewonnen haben, sondern dass sie sich dadurch auch selbst besser verstehen auf ihrem Weg zu Gott. Benediktinische Spiritualität ist eine Anleitung für uns alle, immer mehr wir selbst, ganze Menschen zu werden, die ihr wahres Selbst erst entdecken, wenn sie sich ganz und gar für Gott öffnen. Wenn wir wie die Mönche einswerden mit Gott, dann bedeutet das immer auch, dass wir einswerden mit uns selbst, dass wir unser wahres Selbst, das einmalige Bild, das Gott sich von uns gemacht hat, entdecken und darin unsere Mitte finden.

Benediktinische Spiritualität ist eine mystische Spiritualität, die uns für das Geheimnis Gottes öffnet. Sie ist aber zugleich auch eine geerdete Spiritualität, weil sie das alltägliche Leben als spirituelles Übungsfeld versteht. Ob eine Form von Spiritualität einen Menschen wirklich verwandelt, das erkennt man daran, wie jemand in Beziehung zu anderen und zur Gemeinschaft lebt und wie er arbeitet.

Benediktinische Spiritualität birgt zudem die Möglichkeit, den Menschen auf der psychologischen Ebene weiterzuführen und ihn vom Ego zum Selbst und von der Spaltung zu Integration von Anima und Animus zu führen. Damit tut benediktinische Spiritualität nicht nur dem Einzelnen gut, sondern auch der Gesellschaft. Denn Menschen, die Anima und Animus integriert haben, bekämpfen sich nicht, sondern achten und ergänzen und befruchten einander. Nicht umsonst ist die *pax benedictina*, der »benediktinische Friede«, sprichwörtlich geworden: Wenn Menschen ihre

Schattenseiten integriert haben, wenn sie ganz sie selbst geworden sind, geht von ihnen Frieden aus, den wir gerade heute dringend benötigen.

Literatur

Ceming, Katharina und Werlitz, Jürgen: Die verbotenen Evangelien. Apokryphe Schriften, Wiesbaden 2010.

Chang Huei-Tzu: Das Symptom der ältesten Tochter, Taipei 2025.

Die Regel des heiligen Benedikt, herausgegeben im Auftrag der Salzburger Äbtekonferenz, Beuron, 5. Auflage 2019 [im Text zitiert als **RB**].

Dorst, Brigitte: Das Wissen des Herzens. Analytische Psychologie und Spiritualität, Ostfildern 2023.

Evagrios Pontikos [Evagrius Ponticus]: Briefe aus der Wüste, eingeleitet, übersetzt und kommentiert von Gabriel Bunge, Trier 1986. Neuere Ausgabe in der Reihe Weisungen der Väter, Band 18, Beuron 2013.

Evagrius Ponticus: Praktikos, eingeleitet und übersetzt von John Eudes Bamberger, aus dem Englischen übertragen von Guido Joos (Schriften zur Kontemplation, Band 2) Münsterschwarzach 1986. Neuere Übersetzung: Evagrios Pontikos: Der Praktikos, Hundert Kapitel über das geistliche Leben, übersetzt, eingeleitet und kommentiert von Gabriel Bunge (Weisungen der Väter, Band 6), Beuron 2008.

Evagrius Ponticus: Über das Gebet (Tractatus de oratione), eingeleitet und übersetzt von John Eudes Bamberger, aus dem Englischen übertragen von Guido Joos, mit einer Einführung von Anselm Grün (Quellen der Spiritualität, Band 4) Münsterschwarzach, 3. Auflage 2023.

Evagrius Ponticus: Gnostikos, in der Ausgabe von Claire und Antoine Guillaumont, Evagre le Pontique. Le Gnostique ou A celui qui est devenu digne la science, Sources Chrétiennes, Band 356, Paris 1989.

Grün, Anselm: Chorgebet und Kontemplation (Münsterschwarzacher Kleinschriften, Band 50), Münsterschwarzach, 4. Auflage 2015.

Grün, Anselm: Einswerden. Der Weg des heiligen Benedikt (Benediktinische Bibliothek, Band 2), Münsterschwarzach 2024.

Jacobi, Jolande, Der Weg zur Individuation Olten 1971.

Johannes Cassian: Unterredungen mit den Vätern (Collationes patrum), übersetzt und herausgegeben von Gabriele Ziegler, (Quellen der Spiritualität Band 5: Teil 1 (Collatio 1–10); Band 9: Teil 2 (Collatio 11–17); Band 12: Teil 3 (Collatio 18–24), Münsterschwarzach 2011/2014/2015.

Johnson, Robert A.: Der Mann. Die Frau. Auf dem Weg zu ihrem Selbst, Olten 1981.

Jung, Carl Gustav: Briefe. 3 Bände. Herausgegeben von Aniela Jaffé in Zusammenarbeit mit Gerhard Adler. Sonderausgabe. Edition C. G. Jung im Patmos Verlag, Ostfildern 2012.

Jung, Carl Gustav: Erinnerungen, Träume, Gedanken. Aufgezeichnet und herausgegeben von Aniela Jaffé. Korrigierte Sonderausgabe. Edition C. G. Jung im Patmos Verlag, Ostfildern, 23. Auflage 2024.

Jung, Carl Gustav: Gesammelte Werke. 20 Bände. Herausgegeben von Lilly Jung-Merker, Elisabeth Rüf, Leonie Zander und weiteren. Sonderausgabe. Edition C. G. Jung im Patmos Verlag, Ostfildern 2011ff. [im Text zitiert als **GW**].

Kästner, Erhart: Die Stundentrommel vom heiligen Berg Athos, Wiesbaden 1956.

Lautenschlager, Bruno: Die Freundschaft zwischen Karl Rahner und Luise Rinser – eine mystagogische Deutung aus psychodynamischer Sicht, in: Urereignis Liebe. Große Theologen des 20. Jahrhunderts und die Frauen an ihrer Seite, Freiburg im Breisgau 2025, 15–26.

Miller, Bonifaz (Hrsg.): Weisung der Väter. Apophthegmata Patrum (Sophia, Band 9), Trier 2009. [Im Text zitiert als **Apo**].

Nouwen, Henri J. M.: Ich hörte auf die Stille. Sieben Monate im Kloster, Freiburg im Breisgau 2001.

Origenes: Das Evangelium nach Johannes, übersetzt von Rolf Gögler, Einsiedeln 1959.

Sanford, John: Das Johannesevangelium. Eine tiefenpsychologische Auslegung, Teil 2, München 1998.

Schellenbaum, Peter: Die Wunde der Ungeliebten. Blockierung und Verlebendigung der Liebe, München 1989.

Schnocks, Dieter: Ist Gott ein Symbol? Mit C. G. Jung Spiritualität tiefenpsychologisch verstehen, Stuttgart 2024.

Thunberg, Lars: Der Mensch als Abbild Gottes, in: Geschichte der christlichen Spiritualität, 1. Band, herausgegeben von Bernard McGnin, John Meyendorff und Jean Leclercq, Würzburg 1963, 299–316.

Wolff, Hanna: Jesus der Mann. Die Gestalt Jesu in tiefenpsychologischer Sicht, Stuttgart 1975.

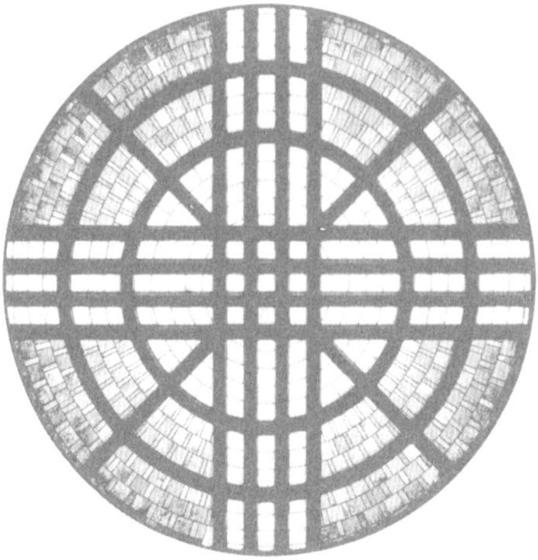

Bibliografische Information der Deutschen Nationalbibliothek
Die Deutsche Nationalbibliothek verzeichnet diese Publikation in der Deutschen Nationalbibliografie. Detaillierte bibliografische Daten sind im Internet über http://dnb.d-nb.de abrufbar.

1. Auflage 2026

Covergestaltung: Finken & Bumiller
Covermotiv: Dr. Matthias E. Gahr, Rosette der Abteikirche Münsterschwarzach
Lektorat: Marlene Fritsch
Gestaltung: Dr. Matthias E. Gahr
Druck und Bindung: Pustet, Regensburg

ISBN 978-3-7365-0726-5 (Vier-Türme)
ISBN 978-3-8436-1656-0 (Patmos)

www.vier-tuerme-verlag.de | *www.patmos.de*